喘息、肌トラブル、胃腸炎、更年期……

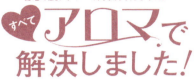

すべてアロマで解決しました!

西園寺リリカ

講談社

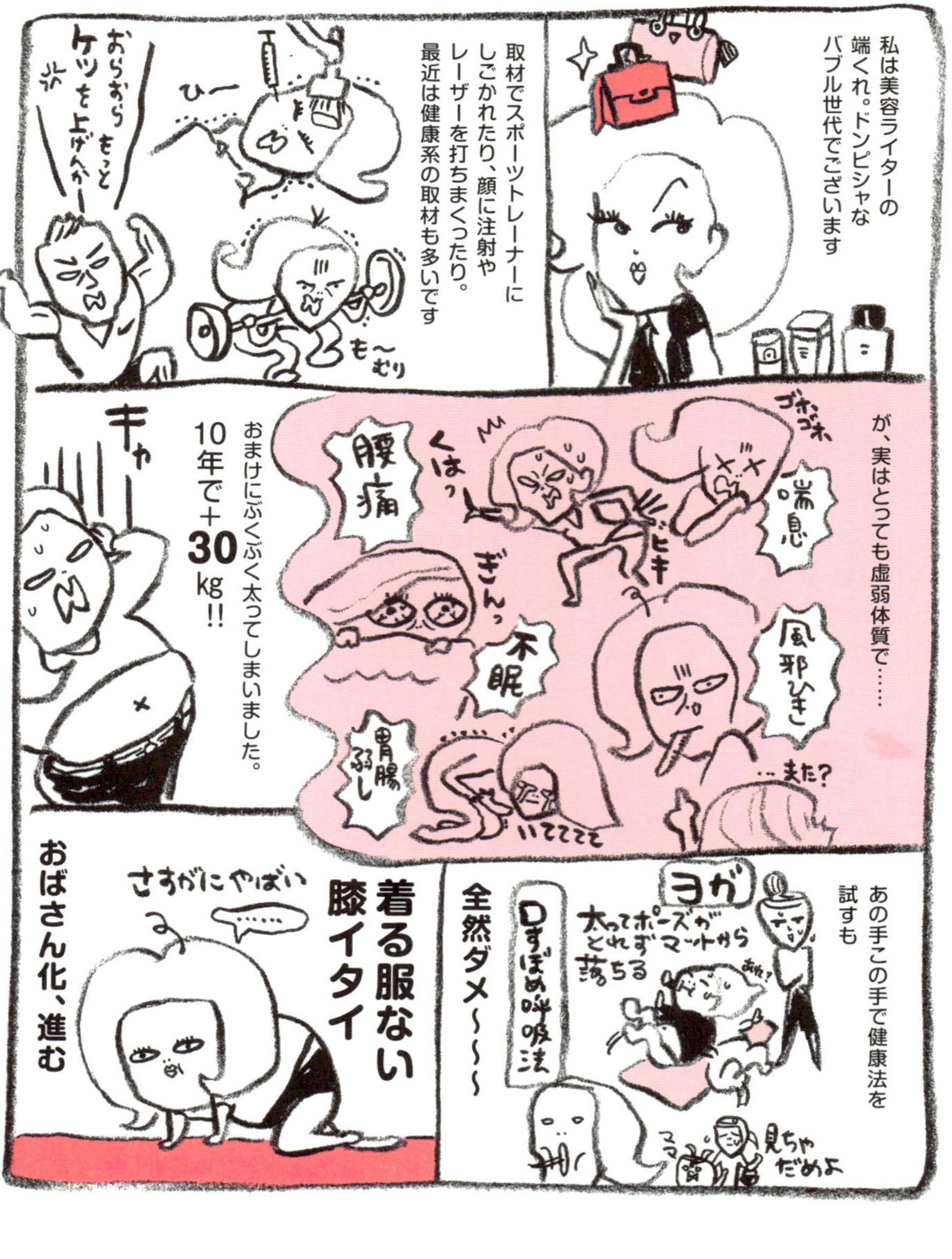
私は美容ライターの端くれ。ドンピシャなバブル世代でございます
取材でスポーツトレーナーにしごかれたり、顔に注射やレーザーを打ちまくったり。最近は健康系の取材も多いです
ひー
おらおら もっと ケツを上げんかー!
も〜 むり
が、実はとっても虚弱体質で……
ゴホゴホ
喘息
腰痛
くはっ
ビキ
風邪ひき
ぎんっ
不眠
胃腸ぶし
…また?
いててて
おまけにぶくぶく太ってしまいました。
10年で+30kg!!
ギャー
あの手この手で健康法を試すも
ヨガ
太ってポーズがとれずマットから落ちる
口すぼめ呼吸法
全然ダメ〜〜〜
見ちゃだめよ
着る服ない
膝イタイ
さすがにやばい
……
おばさん化、進む

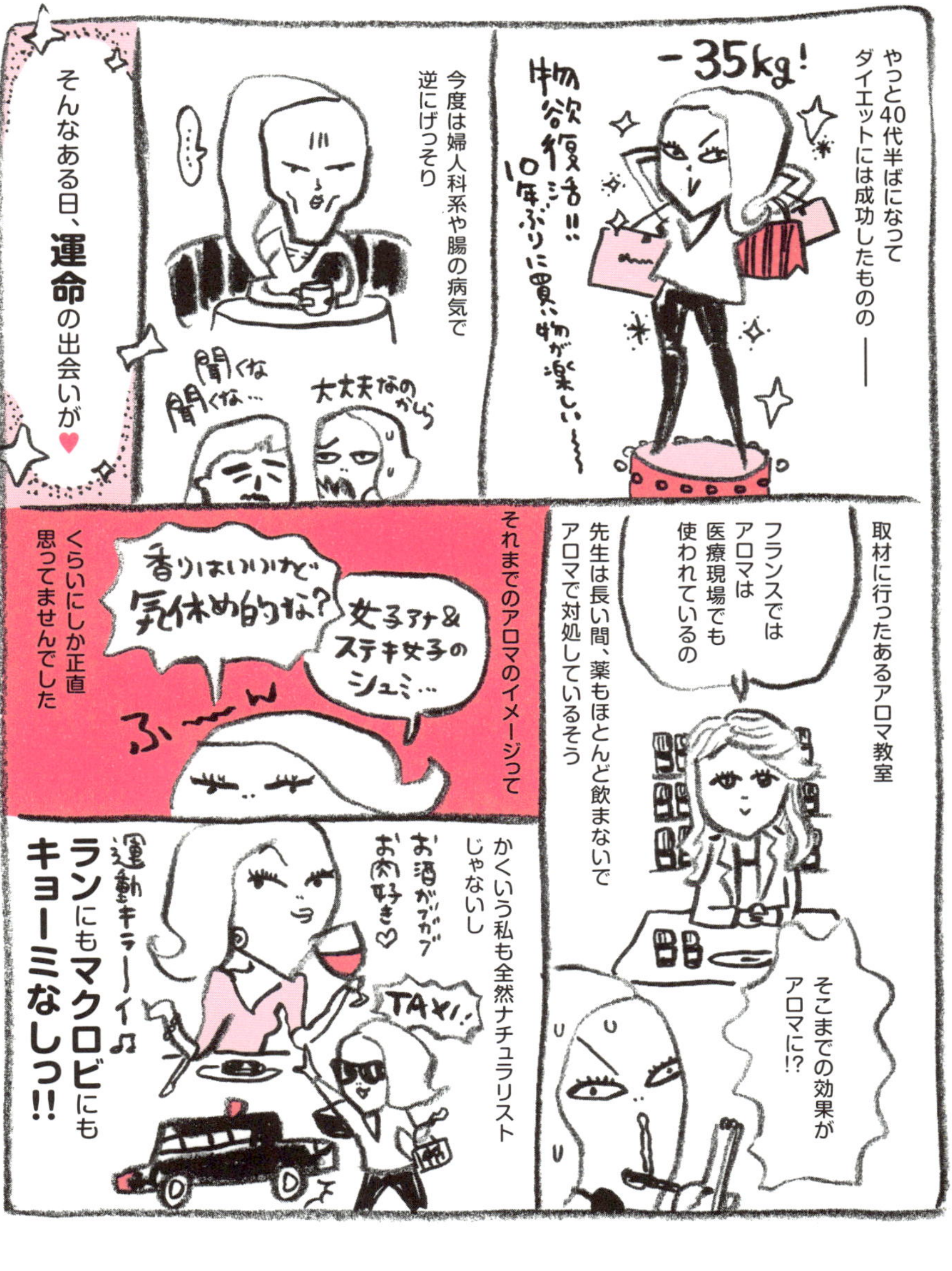
やっと40代半ばになって
ダイエットには成功したものの――
−35kg!
物欲復活!!
10年ぶりに買い物が楽しい〜〜
今度は婦人科系や腸の病気で
逆にげっそり
……
大丈夫なのかしら
聞くな 聞くな…
そんなある日、**運命**の出会いが♥
取材に行ったあるアロマ教室
フランスでは
アロマは
医療現場でも
使われているの
先生は長い間、薬もほとんど飲まないで
アロマで対処しているそう
それまでのアロマのイメージって
香りはいいけど
気休め的な?
女子アナ&
ステキ女子の
シュミ…
ふ〜〜ん
くらいにしか正直
思ってませんでした
そこまでの効果が
アロマに!?
かくいう私も全然ナチュラリスト
じゃないし
お酒ガブガブ
お肉好き♡
TAXI!!
運動キラ〜〜イ♫
ランにも**マクロビ**にも
キョーミなしっ!!

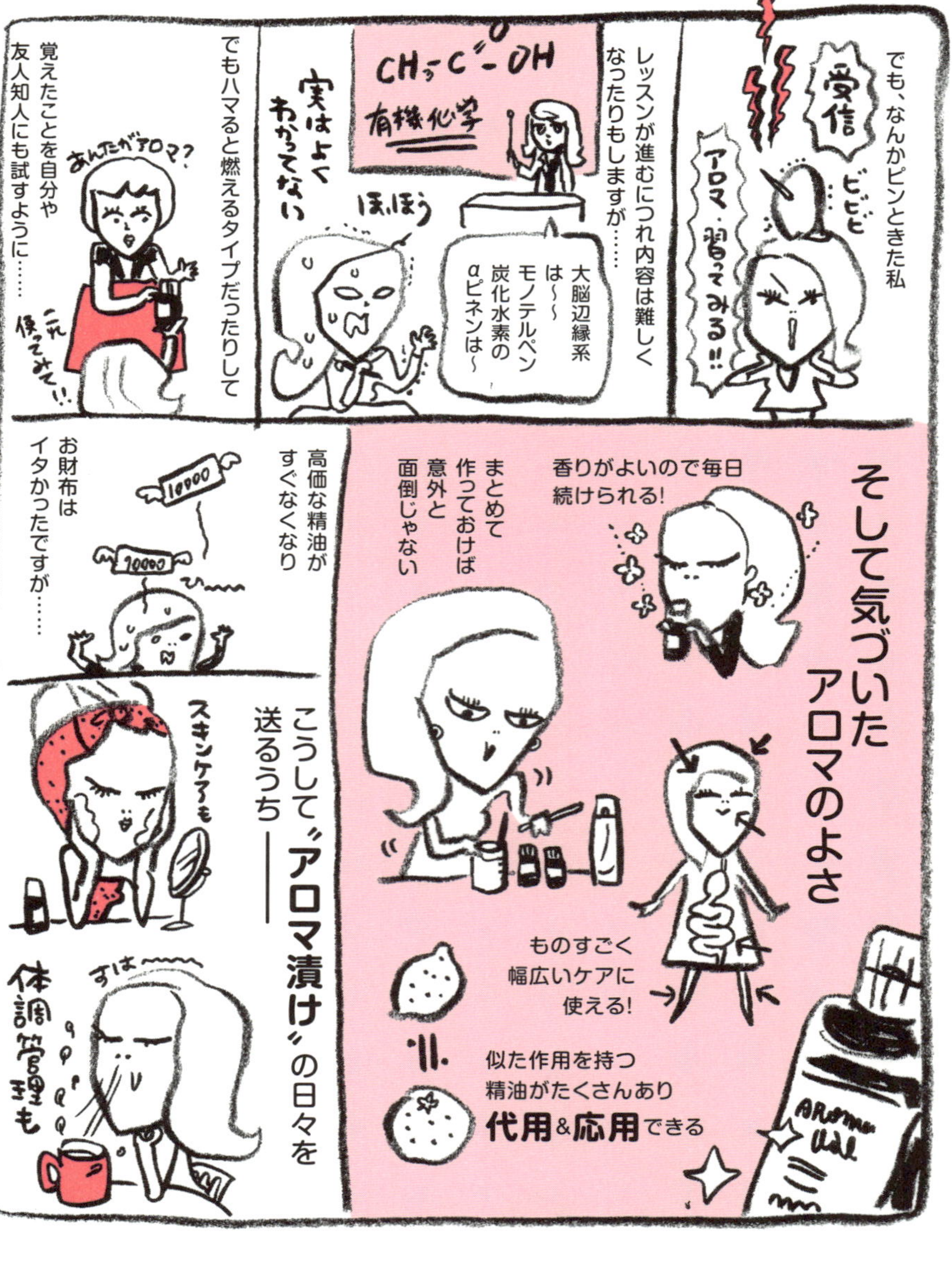
でも、なんかピンときた私
受信
ビビビ
アロマ・習ってみる!!
レッスンが進むにつれ内容は難しくなったりもしますが……
CH₃-C=O-OH
有機化学
大脳辺縁系は〜〜
モノテルペン炭化水素のαピネンは〜
ほぉほぉ
実はよくわかってない
でもハマると燃えるタイプだったりして
覚えたことを自分や友人知人にも試すように……
あんたがアロマ?
これ使ってみて!!
そして気づいたアロマのよさ
香りがよいので毎日続けられる!
まとめて作っておけば意外と面倒じゃない
ものすごく幅広いケアに使える!
似た作用を持つ精油がたくさんあり
代用&応用できる
AROMA Oil
高価な精油がすぐなくなり
お財布はイタかったですが……
10000
10000
ぴ〜〜
こうして"アロマ漬け"の日々を送るうち——
スキンケアも
体調管理も
すは〜〜

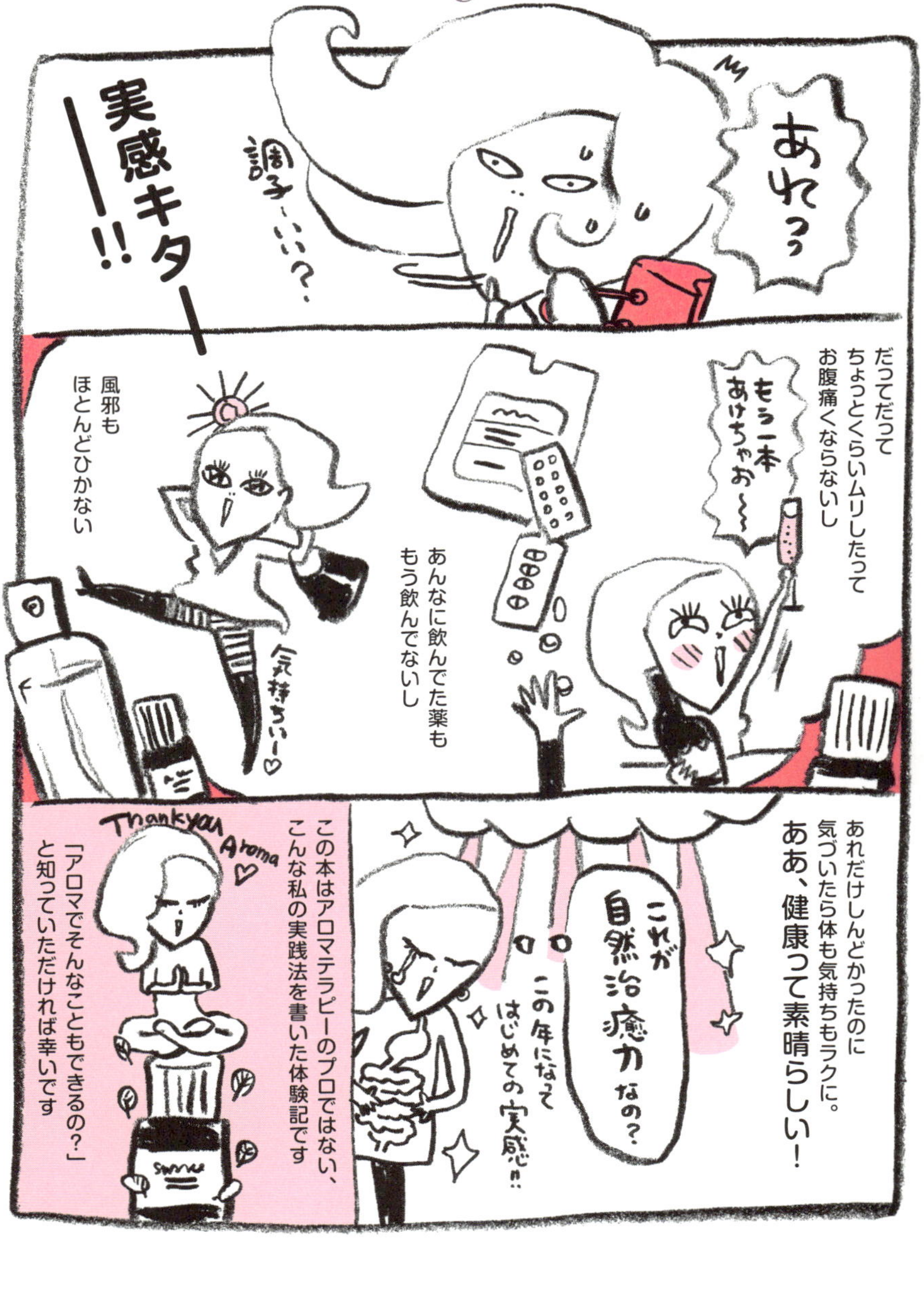
あれっ？
調子いい？
実感キタ――!!
だってだって
ちょっとくらいムリしたって
お腹痛くならないし
もう一本あけちゃお～～
あんなに飲んでた薬も
もう飲んでないし
風邪も
ほとんどひかない
気持ちいー♡
あれだけしんどかったのに
気づいたら体も気持ちもラクに。
ああ、健康って素晴らしい！
これが自然治癒力なの？
この年になってはじめての実感!!
この本はアロマテラピーのプロではない、
こんな私の実践法を書いた体験記です
「アロマでそんなこともできるの？」
と知っていただければ幸いです
Thank you Aroma♡

はじめに

アロマなんて気休め！　と思っていた私がハマってしまったワケ

女性誌などで美容や健康の記事を書くのが私のお仕事。普段から話題の美容法や最新の健康法を取材する機会も多く、その道の専門家たちに話を聞きまくり「ふんふん、なるほど～」と共感する理論にもいくつか出会って、私自身いろんなものにトライしてきました。

でも、その後は？　というと……結局、どれも長続きしないんですよね、これが。

もともと飽きっぽい性格なうえ、手間がめんどうだったり、効果が「？」だったり……。次第に部屋には使われなくなった健康器具やらサプリやらの墓場ができて、ほこりをかぶる頃にはそれがなんだったのかも思い出せない始末。

そんなある日のこと。いつものように雑誌の企画でアロマテラピーの取材にでかけました。でも、お恥ずかしながらその頃は、アロマのトリートメントやコスメなんかを試す機会はあっても、「香りがよくてリラックスするよね〜」って程度の印象しかなく、美容や健康への効果もさほど期待していませんでした。

ところが取材中、「首と肩のコリがひどくて」なんて話からアロマテラピストの先生が、私と取材カメラマンにそれぞれに合うオイルを考えてくれたのです。

ちょっと驚いたのは、先生がそれはそれはたくさんの質問をしてきたこと。

体調や生活習慣についてはもちろん、「あの〜、それってコリに関係ないんじゃ？」と思うような「自分をいじわると思うか」「他人を信じることができるか」なんて、性格分析テストみたいなものまで！（ストレス度を知るメンタルドック®というものだったことをのちに知りました）

自宅に帰り、いただいたオイルを半信半疑で塗ってみたら！

パンパン&カッチカチの首と肩がじわ〜っとゆるんでいき、おまけにその日は、ど〜んと深く海の底にダイブしたかのごとく、まさに泥のように爆睡できてしまったのです。翌朝、晴れ晴れとした気分で目覚めたのは何年かぶりだった私は「なんじゃこりゃ！」とその効き目に驚き、いままで思っていたアロマとは違う一面を見た気がしました。

一緒にアロマを体験したカメラマンにも聞くと、「いや～、俺も2日くらい塗ってたらゴルフで痛めた首と肩がラクになったわ。何なのあれ？　すごいね」と……。

普段は感動しにくいタチの私も、「ひょっとするとアロマってすごいものなのかも」と久しぶりに知りたい願望がムクムク。その先生の下で一から勉強してみようとアロマテラピー界に足を踏み入れることになりました。

それからというもの、精油について基本からメディカルな使い方までを学び、アロマ関連の本も読み漁《あさ》りつつ、健康な体を取り戻すべく試行錯誤の日々。

そうして自分を実験台に毎日アロマを使っているうちに、癒やしくらいにしか思っていなかったアロマテラピーは、いろんな体の不調をケアする手助けになるということを身を以て知ったのです。

アロマの勉強を始めてたった数年の素人ですが、コリ以外にも体の不調があちこちにあり、薬ばっかり飲んでた私がアロマで克服できたことがいくつもあります。

いまでは喘息やインフルエンザの予防、更年期対策、胃腸のメンテナンスほか、日常のあらゆる場面でアロマをフル活用するまでに。おかげで薬漬けの日々から脱却できたし、風邪もほぼひかなくなり、不眠もどこへやら。病院を訪れる回数も激減しました。

そうしてアロマにどっぷりハマるうち、美容法もどんどんスリム化して基本のスキンケアは自作のアロマオイルのみに！　この本はアロマ初心者の私が、どのように体や肌のトラブルに対処しているかを記した、現在進行形のアロマ体験記です。

かつては私自身「アロマって精油の使い方とか難しそうだし、ハードルが高いな〜」と正直思ってましたが、コツさえつかめば意外とシンプルで簡単なものでした。それで美容や健康面にも役立つのだとしたら、香りを楽しむだけじゃもったいないな、とつくづく思うのです。

小難しく考えなくても、料理するみたいに気軽に取り入れればアロマはいろんな場面で心強い味方になってくれるはず！　精油を使いこなせるようになったり、自分の手で体が変わっていくのを観察するのは、なかなか楽しいものですよ。

目次

第2章

こんな症状に効きました！私と私のまわりの人の実感アロマ

第3章 私のレシピ公開 精油はこうやって使っています

第4章

精油についてのまとめ アロマテラピー基本の「き」

第1章 ● 体の不調に悩んだ時期と、アロマに出会うまで

まさに崖っぷち！
こんなにひどかった、
私の体の黒歴史

咳が止まらず、レストランでは疎まれて

体調が不安定になりはじめたのは、30代前半にかかったインフルエンザがきっかけでした。

インフルエンザは治ったはずなのに「いっこうに咳が止まらないな～」と思っていると、そのうち息を吐くときにゼイゼイ、ヒューヒューと変な音がするように。ついには呼吸困難になるほどの発作を起こして救急車で病院へ。喘息と診断され、その後入院治療も経験しました。

喘息はアレルギーの一種なので、アレルギーを抑える薬を毎日飲まなくてはならないし、発作が起こったときのための吸入剤も肌身離さず持ち歩いていました。

その頃の私は人混みの中にいたり、温度や気圧の変化を感じたりすると咳が止まらなくなっていたので、白い目で見られることもしょっちゅう。

静かにしてなきゃいけない映画館などは、立ち入ることさえはばかられ。レストランに行ってもまわりの席の人は「ヤダ、風邪ひきがいる〜」と勘違いして顔をしかめるので、お店のはしっこが指定席でした。確かに、食事の席で咳をゴンゴンしてさぞかし迷惑だったろうなあ……。そもそも私自身食事をゆっくり味わうどころではなかったし、何をしても心から楽しめない憂鬱な日々でした。

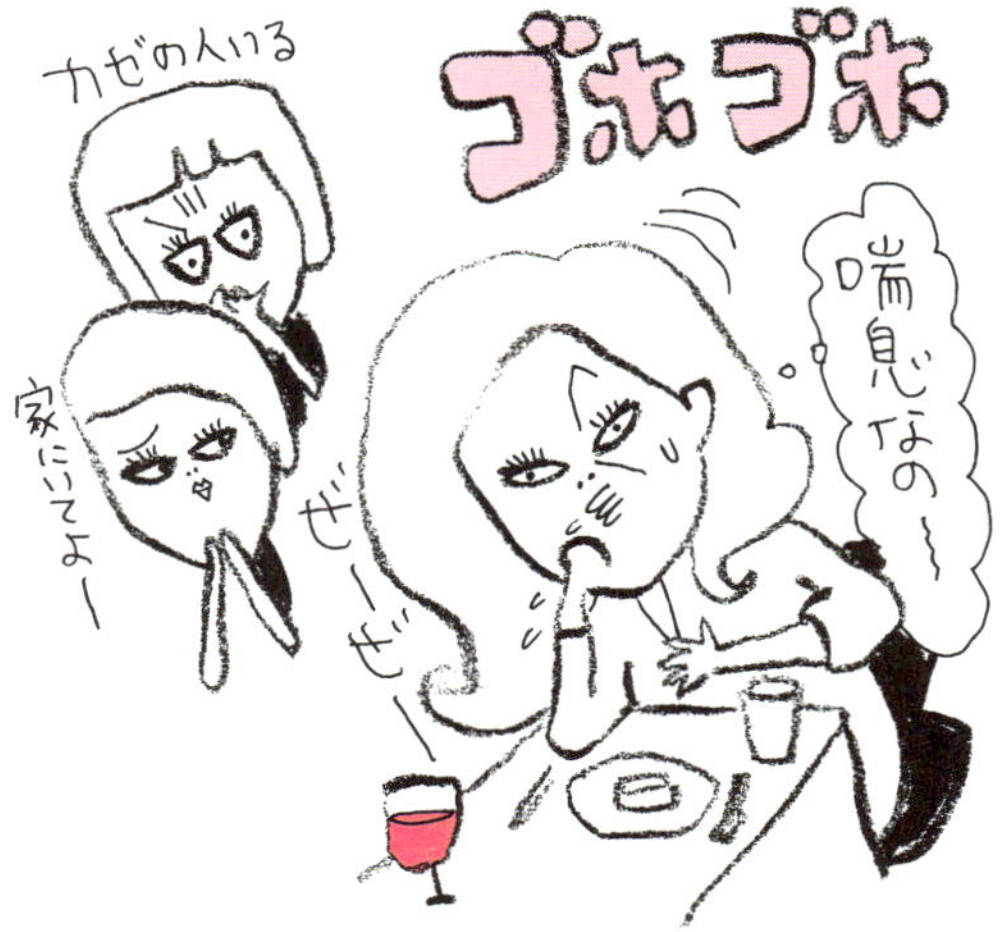

ゴホゴホ
喘息なの〜
ぜーぜー
カゼの人いる
家にいてよー

かたまる関節。体内年齢64歳って！

そんなわけで喘息をきっかけに薬が手放せない生活に突入しました。そのほかにも年齢とともに不調はいろいろ噴出。

まずは体重がど〜んど〜ん増加。といっても主に食べすぎ飲みすぎのせいですが（笑）、発作が起きるんじゃないかという不安から運動するのが怖かったのも一因だと思います。

それに徹夜続きの不規則な生活で、肩コリ、腰痛、頭痛、不眠、冷えはすっかり定着。原稿の締め切りが近づくと1週間以上パ

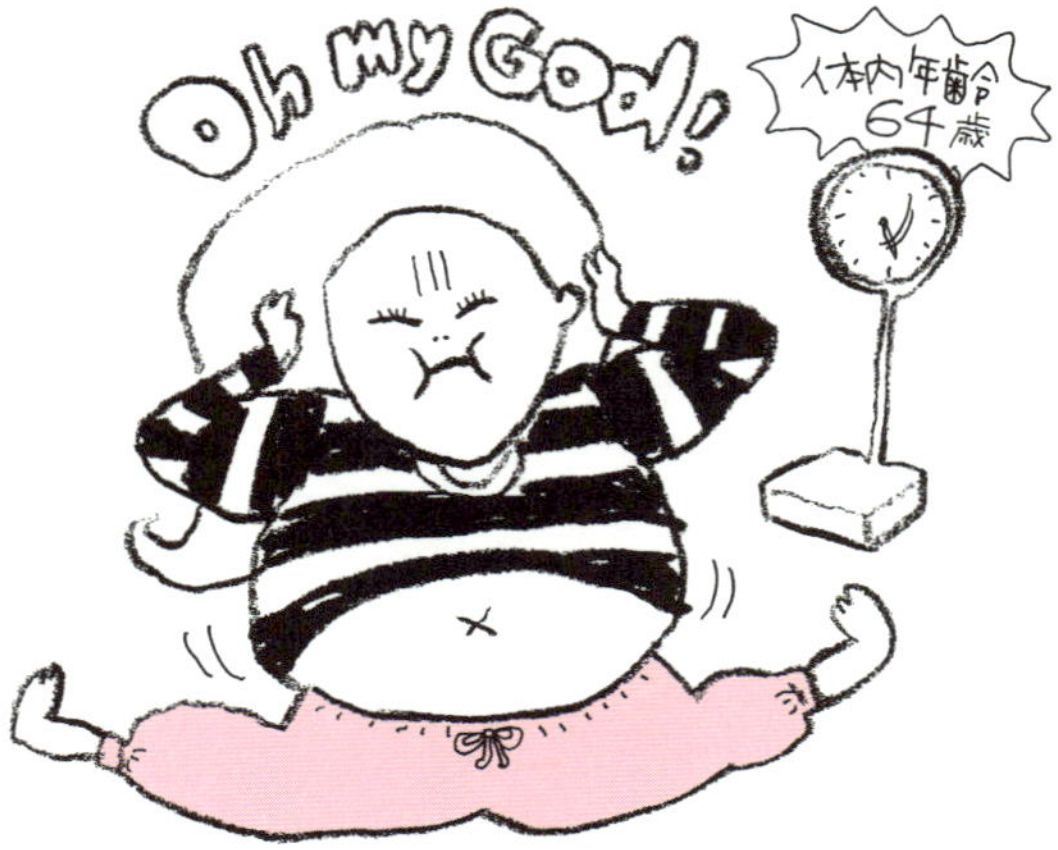

ソコンの前に座り続けていることが常だったので、特に腰痛はピークに。整形外科では湿布薬と痛み止めを出されて「はい、終わり」。鍼やマッサージにも通い、根本的に腰痛を治すためにダイエットを兼ねて骨盤矯正、ヨガ、整体などいろいろやりましたが、効いてるのかが曖昧で自然と足は遠のき……。

そんなあるとき、体組成計で体内年齢を測ると笑撃の64歳！　太っていたことが体内高齢化のいちばんの原因ですが、体中がコリ固まっていて肩も首も背中もガチガチ。腰痛で突然歩けなくなり杖をついて整体院に、なんて姿は見た目もおばあちゃん（笑）。そんな状態がダラダラ10年くらい続きました。

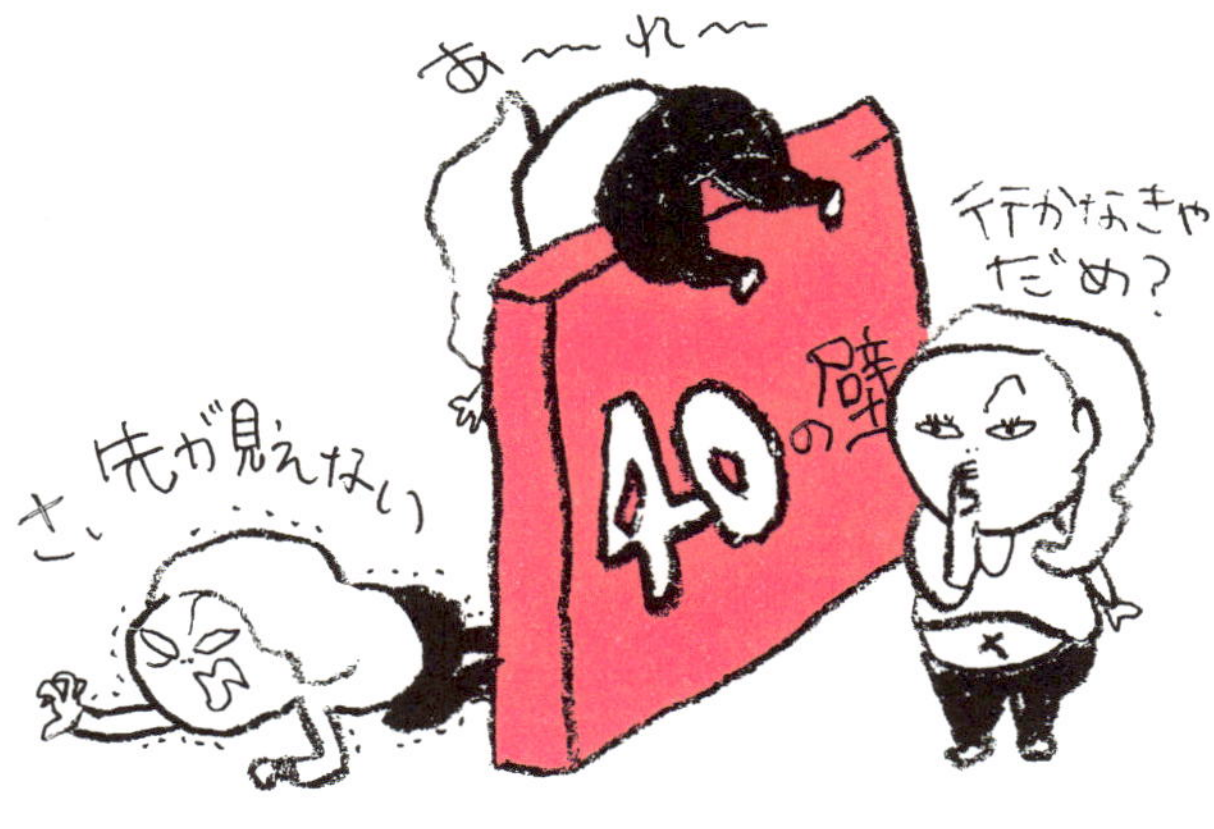
あ〜れ〜
行かなきゃだめ？
40の壁
さ、先が見えない

きゅうりの種まで気にする食生活に嫌気がさして

それでも薬でしのいでなんとかやり過ごしていましたが、40代半ば、さすがにマズいと真剣にダイエット（気づくの遅いよ〜）。

ところが減量に成功したのもつかの間、今度は婦人科系の病気や腸のトラブルが次々に発覚。CTを撮ってみると、腸管の一部が部分的に外にポコッと飛び出している憩室症《けいしつしょう》であることがわかりました（な、なんと18ヵ所も！）。

そう、長年の乱れた食生活のツケがまわっ

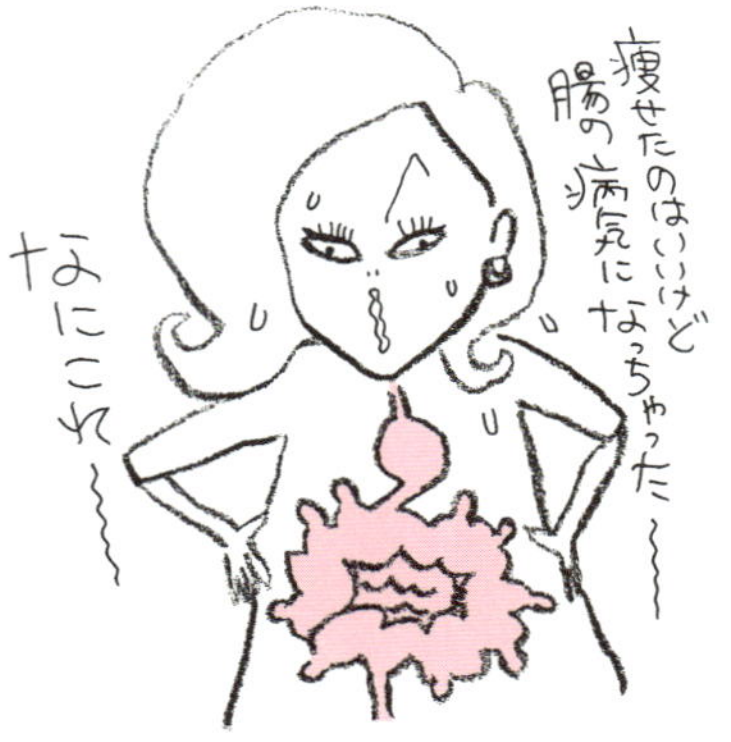
痩せたのはいいけど腸の病気になっちゃった〜
なにこれ〜

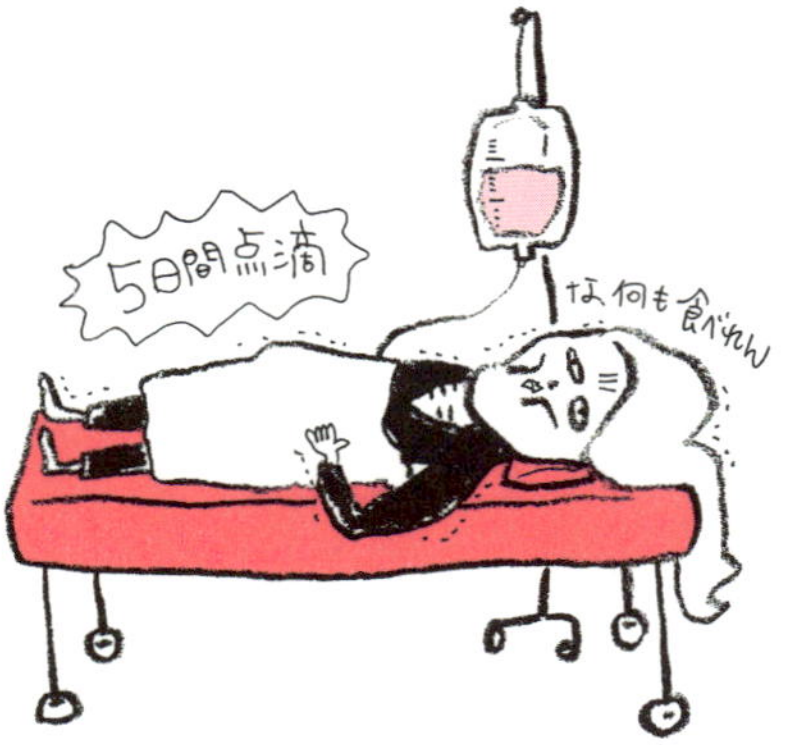

てきちゃったわけですね。憩室は普段はなにも悪さをしないのですが、便秘や下痢になったり、食生活が乱れたりして腸内環境が悪くなるとたちまち炎症が勃発。

これがかなりの苦しみで、ひどいときは息をするだけでもお腹が痛いので、動くこともままならず。

私の場合は1週間の絶食と抗菌剤でお腹を空っぽにして炎症を徹底的に抑え込むしか手だてがなくなります。で、炎症が起きると毎日点滴を受けに病院に通うことに。

そこで根本的に見直すべく、取材を通して知ったいろんな〝腸活〟を試みました。漢方、ビフィズス菌、食物繊維をはじめ、食事にもものすごく気を配り……ごまや果物の小さな種も憩室に引っかかってよくないと聞き、一時はきゅうりの種までとって食べていたこともあったくらい（笑）。

でも目に見えるような改善はなく、相変わらず度々炎症が起きて病院のお世話に。特に春先など季節の変わり目や、仕事が忙しいときに炎症が起きやすいんです。

憩室症は根本的な治療は難しいので、一生つきあっていかなくてはいけないし、いつ起こるかも予測がつかないので仕事にも影響して本当に困りものなのです。

ついに来ちゃった、ああ更年期

50という数字が目前にちらつくお年頃になると、満身創痍にムチ打つように更年期らしき症状も！

生理が途切れ途切れになっていたので、「あ〜、ついに来ちゃいましたか」という予感はありましたが、私の場合は夜間のホットフラッシュで寝汗がひどく、わけもなくドキドキするような動悸やめまい、耳鳴りに悩まされました。

病院に行くと症状を抑える薬やらビタミン

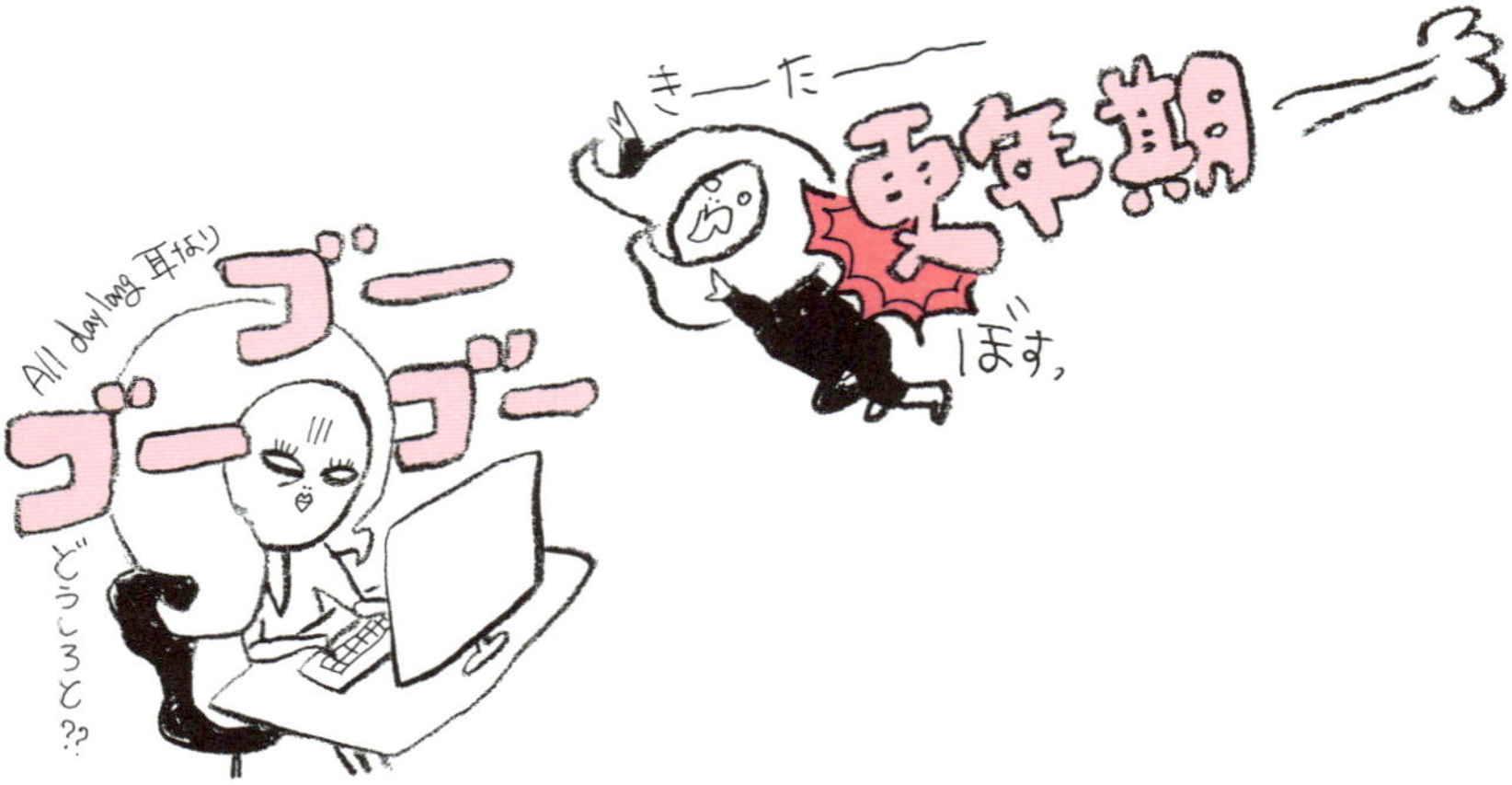
きーたー
更年期ー3
ぼす,
All day long 耳なり
ゴーゴーゴー
どうしろと??

剤やら漢方やらを処方されましたが、「どれもあんまり効かないと思ったほうがいいよ」と医者さえもあきらめムード。

「やり過ごすしかない」「気のせいだと思え」みたいなこともいわれて気分悪かったし、やっぱり薬じゃどうにもならないんだ〜とガックシ。

さらに血液検査で甲状腺機能低下症（橋本病）の可能性も指摘され、さすがにもううんざり……。

以前、橋本病で悩んでいたタレントさんを取材した際に、橋本病は根治が難しいことや病気の手強さを知り、数値が心配な私は戦々恐々。そのタレントさんは症状が落ち着くまで10年以上かかったといいます。

甲状腺機能障害の女性は増えていると聞きますし、いまのうちに打てる手を模索するしかないわけで……。

薬じゃ健康になれない！ と一念発起

と、これが私のたどってきた体の黒歴史。

自分でも「よくもまあ、これだけあるなぁ」と思うくらい、15年くらいは絶不調。でも、いま思うと情けないのは自分の体のことなのに、薬まかせ、人まかせにしすぎていたんですよね。

昔からちょっとでも頭痛や胃痛があればすぐさま鎮痛薬に頼っていたりしたため、薬は増える一方で、15種類くらいの薬を飲んでいたことも！

ほんと、薬はさらなる薬を呼ぶんですよね。たとえば抗菌剤は悪い菌を殺してくれるけど、良い菌も殺してしまうので、胃薬や整腸剤をあわせて処方されるし、効き目に慣れてしまうと量が増えたり、別の薬を追加されたり。

海外旅行のときなどは、あまりの薬の多さに入出国審査でちょっと怖いおねえさんに何度怪しまれたことか（笑）。薬代だって年間を通すと、ブランドもののバッグが余裕で買えるくらいの金額になっていました。

「もう、薬ばっかりでイヤ！」「でも、飲まないと不安だし」という気持ちを行ったり来たり。このまま一生、薬を飲み続け、だましだまし自分の不調とつきあっていくしかないのか、というまさに崖っぷちの状態でした。

そんなときに出会ったアロマが、待ったなしの私を支えてくれることになるとは！

というわけで、具体的に私がどんなことにアロマを使ってきたのか、というところから話を進めてみたいと思います。

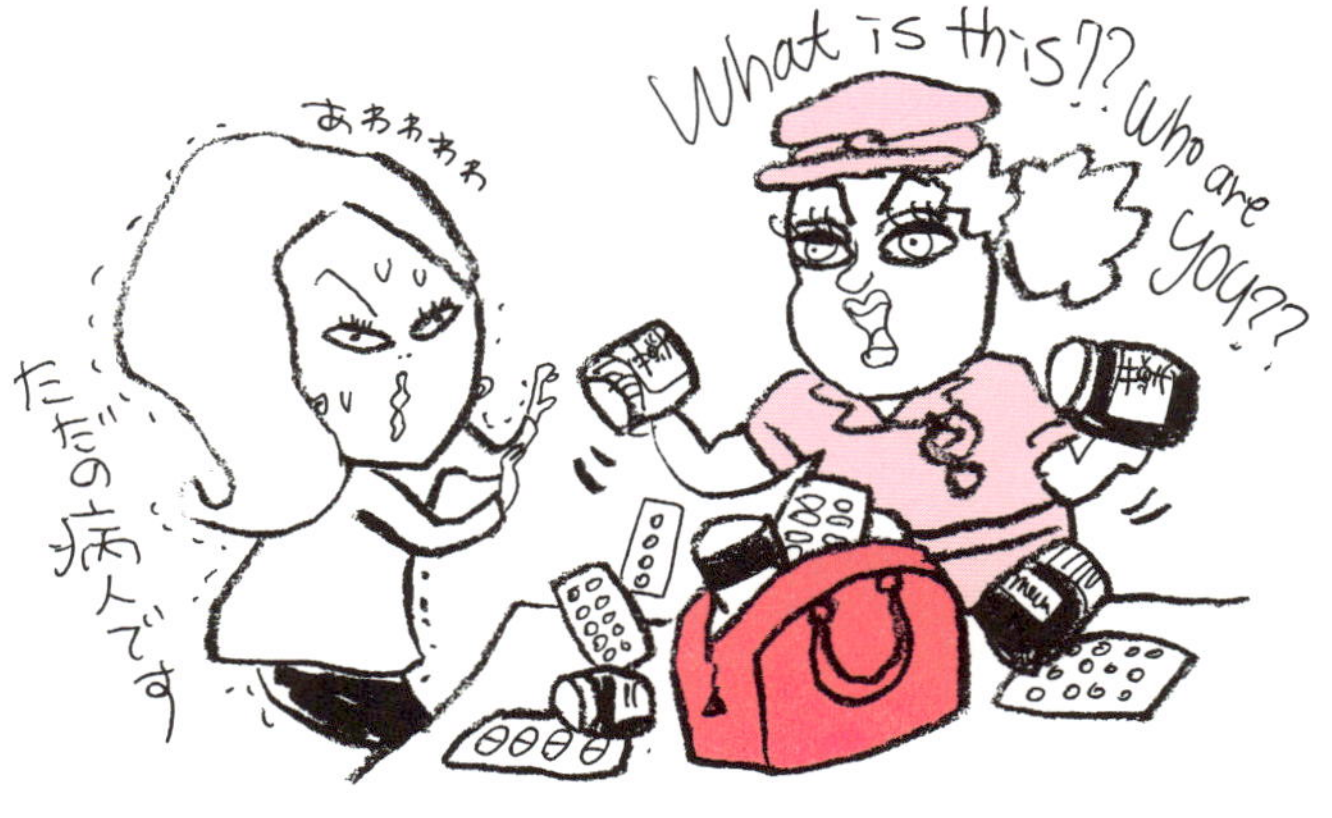
What is this?? Who are you??
あわわわわ
ただの病人です

Column 1

「合わない」「続かない」でやめてしまったセルフケア

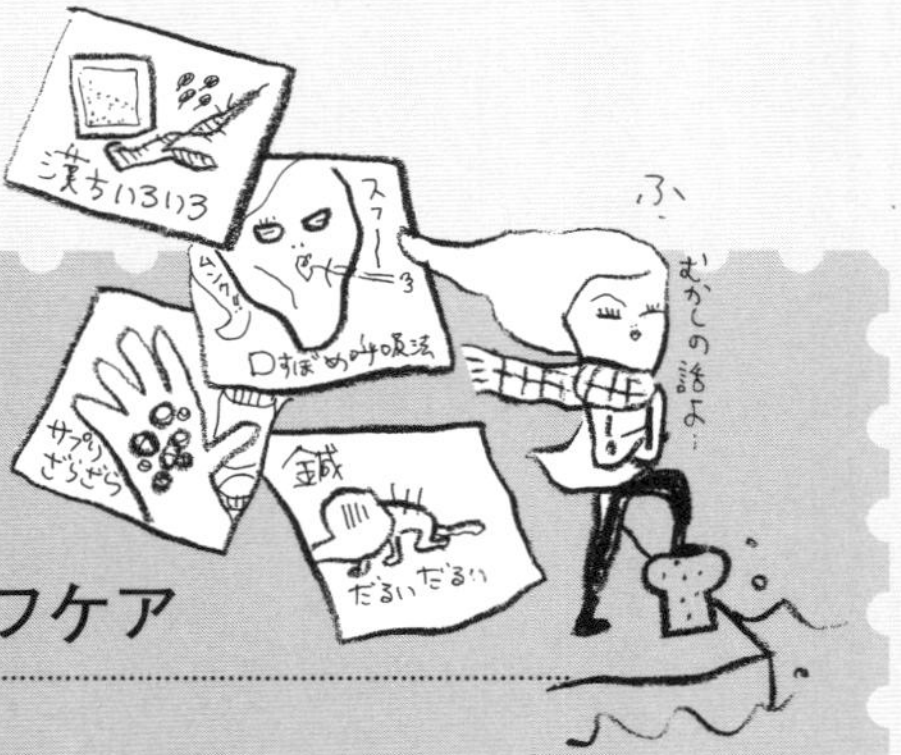

口すぼめ呼吸法

昔、整体の先生から喘息にいいといわれた呼吸法。喘息は口を大きくあけて呼吸をすると苦しくなるので、鼻で浅く呼吸をするクセをつけるための方法とか。でも、ほっぺたがふくらまないように呼吸するって結構難しいし、「1日5回はやって」と言われてもつい忘れちゃうし。で、効果もよくわからずフェードアウト。

漢方

あくまで経験上ですが、どうも私は漢方が合わないらしい（飲んでも平気なのは葛根湯くらい）。高確率で下痢になり、ひどいと腸の炎症がおさまらず、結局抗菌剤を飲む、みたいなことになりがち。先生や薬局を変えたり、漢方の処方を変えたりしてもダメでした。

ビフィズス菌、食物繊維、発酵食品

腸にいいといわれていますが、私の場合、ビフィズス菌は便秘に、水溶性食物繊維は便秘と下痢を繰り返すことがしばしば。発酵食品の納豆もお腹がゆるくなりがちで、キムチにいたっては炎症が起きてしまうことも（不思議と韓国で食べると平気だったりする）。あれこれ試したけれど、私には合わないとあきらめました。

鍼

鍼のあと体がだるくなりすぎて、頭痛やめまいが起きてしまうことも。体の流れが悪すぎるせい、という理屈は頭では理解できるものの、体をラクにするためにやっているのに毎回しんどくなるのはどうなんでしょ？　と腰がひけてしまいました。

整体・マッサージ

瞬間的にはとても調子がよくなるし、全身をぐいぐい押して流してもらうと気持ちがいいのでいまもたまに受けますが、ちょっとよくなると通わなくなって、ひどくなったらまた行く、ということの繰り返しに。定期的に通って継続できる人にはよいと思いますが、ものぐさな私はどうしても続かないのでした。

サプリ

これは本当にいろいろなものを試しました。抗酸化、酵素、高濃度ビタミンをはじめ、腸内環境を整えるもの、更年期や肌にいいもの、高価な希少成分などなど、片っ端から。でも、これさえ飲んでいれば万全なんてものはないわけで。で、必要な栄養は食べ物で摂るほうが断然いいという結論に至り、いまはほとんど摂っていません。

第2章● こんな症状に効きました！私と私のまわりの人の実感アロマ

こんな症状に効きました！
私と私のまわりの人の
実感アロマ

page 28

目からウロコだったフランス式アロマ

体験談の前に、私が勉強しているアロマテラピーについて簡単に触れたいと思います。私の先生は、フランス式アロマテラピーの第一人者である日下部知世子《くさかべちよこ》さん。

アロマテラピーという言葉が日本では一般に知られていなかった時代から、フランス人ドクター、ジャン・ヴァルネ博士（アロマの教科書にも載っている人物）と、後継者のマダム・ティフィーヌの指導を受けてきた方です。現在もヴァルネ理論の継承者としてフランスの研究所と連携して医学的・科学的な精油の効能などを研究していて、生徒さんには私と同じような美容業界、医療関係の方もいらっしゃいます。

フランスでアロマテラピーは、日本の漢方医療やインドのアーユルヴェーダと同じように国が医療行為として認めている存在。

アロマテラピーを医療にまで発展させたのは、精油の医学的効能などを明らかにしたヴァルネ博士の功績が大きいといわれていて、現在もフランスでは病気の治療のために医療用の精油を内服薬や外用剤として医師が処方しているそうです。

医療用の精油は薬局で扱われ（薬草薬局と呼ばれるところ）、医師の処方箋がないと買えません。

これまで体験した一般的なアロマテラピーとは目的も使い方もずいぶん違うと知って目からウロコ！

治療効果を認められているこのフランス式

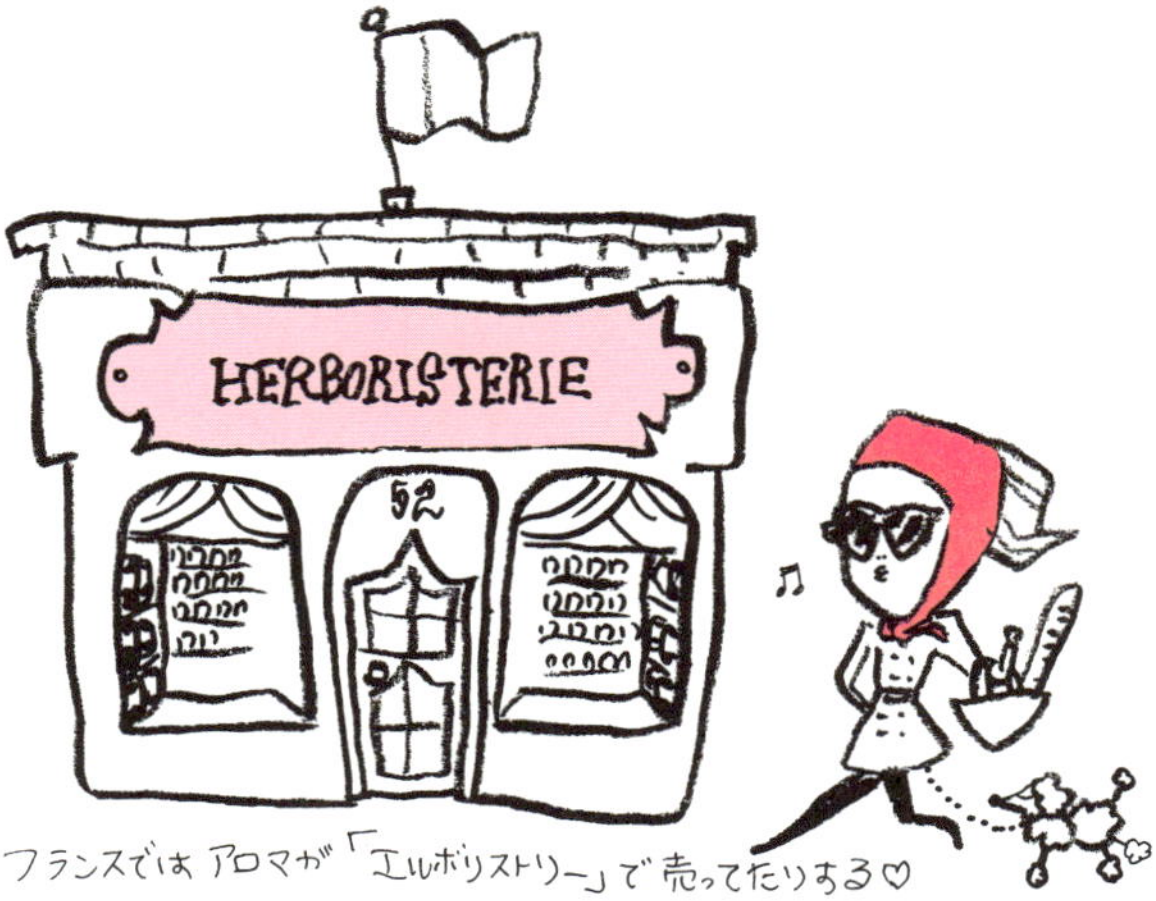

フランスではアロマが「エルボリストリー」で売ってたりする♡

の手法は「メディカルアロマ」と呼ばれ、単なる癒やしやリラクセーションの香りとは別物だったのです。そんなフランス式アロマにすっかり魅せられた私は、日下部先生のもとで基礎から学ぶことに決めたのでした。

精油というのはそれぞれに含まれる成分に特徴的な作用があり、たとえば呼吸器に役立つもの、女性ホルモンをサポートするもの、菌の繁殖を防ぐもの、炎症を鎮めるもの、自律神経に働きかけて気分を穏やかにするものなど、さまざまな効能があるといわれています。

なので、レッスンでは主に精油それぞれの

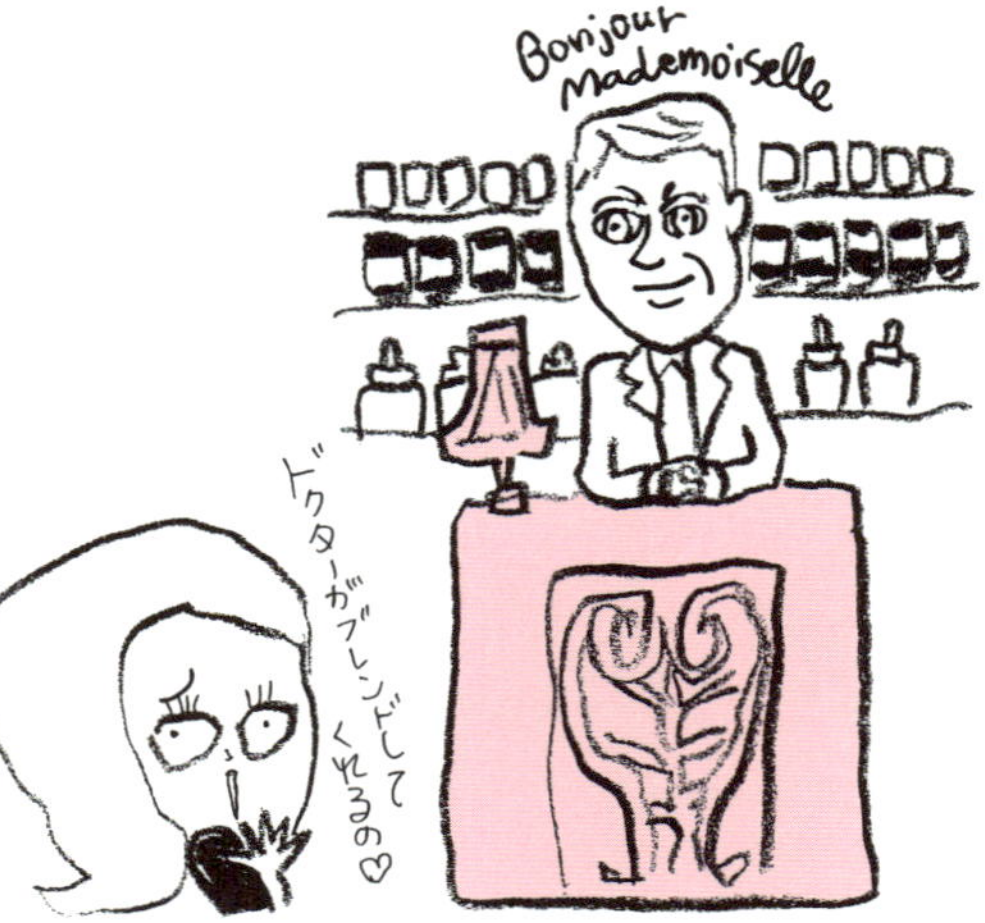
Bonjour Mademoiselle
ドクターがブレンドしてくれるの♡

特性や成分の働き、「どんな症状にどの精油を選び、どれと組み合わせて使うのがもっとも効果的か」というブレンディングのテクニックを学んでいくのです。

とはいえ、日本ではアロマは医療ではありませんから、実際にフランスで治療に使われているというレシピなどを参考にしながら、ホームケア用にアレンジ。それを自分のためはもちろん、友人にも協力してもらいながら日常的&実験的にアロマを取り入れていまに至ります。

まずは私の長年の大きな悩みのタネだった喘息と、風邪をひきやすい&お腹をこわしやすい虚弱体質をなんとかしたくてケアを始めたのですが、更年期の不調などが重なり、おまけに友人にも花粉症や不眠などで困っている人がたくさんいたりして……。

レッスンが進み、精油の扱いにも慣れ、「こんなことにも使えるの!?」と知ってからは肌のこと、女性特有の悩み、もうなんでもアロマ頼みに（笑）。

というわけで、あくまで私的な感想ではありますが、おおまかに私がアロマでやってきたことの順を追って、私自身と私のまわりの人が実感できたことをお話ししてみますね。

胸に毎晩塗っていたら、喘息発作が起きなくなった

最初に私自身がどうにかしたいと思ったのが30代前半で発症した喘息。ここ数年は大きな発作が起きることはなかったのですが、風邪をひいたり、春先など季節の変わり目になると咳が出たりするのは相変わらずでした。

精油は発作を止めてくれるわけではありませんが、中には呼吸をスムーズにしたり、咳を鎮めてくれる作用を持つ精油があるとのことで、さっそく試してみることに。アロマテラピーの勉強を始めて、自分であれこれ組み合わせを考えながら最初にブレンドしたのも、これでした。

まずは簡単な方法から。カップにお湯を注ぎ、その中に咳止め作用が期待できるサイプレスを2~3滴たらし、1~2分間、鼻と口から香りの蒸気を吸い込みます。

ホコリが舞うような風の強い日などは突然咳が止まらなくなるのですが、しばらく

吸い込むとだいぶ落ち着きます。咳が出なくてもやっていると予防になる気がしたので、アヤシイと思ったら（喘息が起きそうなときはなんとなく前兆がある）これで吸入をするようにしていました。

また、ユーカリ（ラディアタとグロブルス）の精油も呼吸器のケアに役立つことで有名で、吸入に使ったり、サイプレスと混ぜてトリートメントオイルにしたり。オイルを毎晩、寝る前に胸元と背中に塗ると、香りがすーっとして、胸のあたりが広がる感じに。呼吸がラクになったせいか、少しずつぐっすり眠れるようになっていったのです。横になると気道や肺がつぶれるため、息苦しいときは座ったままの姿勢でいて眠れなかった日々を思うと、かなり嬉しい変化でした！

あるとき、安眠のためになるのでは？　とリラックス効果の高いラベンダーをたっぷり入れてみたのですが、なぜだか呼吸がラクにならない？　と思っていたら……ある本に、リラックスしすぎると肺や気道の働きが弱まると書いてあってドキッ！

ちなみにユーカリ・グロブルスは肺に刺激を与えて呼吸機能を活性化することで、喘息症状を軽減するのだそうです。よーするに、ラベンダーとは相反する作用があるので、ラベンダーは入れてもいいけどほどほどに、ってことですね。「なるほどー、精油の相性とか量のバランスって大事なんだな」とこのとき実感しました。

また、同じ精油でバスオイルを作り、アロマバスの蒸気浴をすることも。アロマバスだと全身に香りの成分をまとえるし、吸入も同時にできるのでとても効果的なのですが、なにせ大量のお湯に行き渡らせるような濃度にするには、精油をたくさん使わなくちゃいけないので、経済的にイタイ。なのでときどきです（笑）。

喘息ケア

★使っている精油★

【トリートメントオイル／バスオイル】
ユーカリ・ラディアタ
ユーカリ・グロブルス／サイプレス

▶レシピはP131

そんな感じで毎日、さほど手間でもないケアを1年くらいコツコツ続けていたところ、「あれ？　ゼイゼイすることがなくなったな」と感じるようになり、夜中や明け方に息苦しさや咳で目覚めることもなくなりました。

それぱかりかいまや薬を飲まなくてすむまでに好転！　もちろん、勝手に薬をやめてはいけませんから医師と相談しながらですが、最終的には「緊急用の吸入薬だけは持っていなさいね」ということでお許しが。

以来1年以上、喘息の薬は使っていません。そして毎日何かしらの精油を使っているためか、わざわざ喘息のためのケアをしなくてもすんでしまっています。

そういえば、最後に風邪をひいたのって、いつだっけ？

喘息のケアを続けると同時にアロマで力を入れていたのが風邪予防。

以前は風邪の菌をもらいやすく、電車でとなりに風邪をひいた人がいようものなら、ほぼ100％では？　と思えるくらいの確率で菌をもらってました。おまけにいったん風邪をひくとなかなか治らず、微熱が続いたり、1ヵ月も咳や鼻水が止まらなかったり、なんてこともしょっちゅう。

いま思うと免疫力が落ちて病気に打ち克つ抵抗力が全然なかったんだなー、と思います。風邪をひくと喘息の症状も悪化するので、毎年風邪やインフルエンザが流行する季節は外に出かけるのもビクビクしていたくらい。

ところが、アロマで風邪予防するのが習慣になってからは状況が一変。激しく咳をしている人と仕事で一緒にいても風邪をひかなくなったのがまず大きな変化でした。活躍したのは風邪・インフルエンザ予防スプレー。これはいまでも一年を通して使っているお守り的アロマです。

精油は1種類より2種類、2種類より3種類と、重ね使いするのが相乗効果を生むポイントなので、より防御を強くしたい冬などは5種類のこともあります。そのとき私が必ず入れるのはラビントサラという精油。

免疫力アップやストレスの軽減にすこぶる優秀で、これを入れるのと入れないのとではどうも効きが違うような。

これでスプレーを作り、マスクにシュッと吹きかけたり、電車に乗る前にハンカチにスプレーして吸い込んだり、電車のつり革やドアノブを触ったりしたときに手にスプレーしたり。家の中にも菌を持ち込まないよう、玄関先で足元やコートに軽くスプレーしたりするのがもはや帰宅の際の儀式のようになっています（笑）。

少し心配なときは、スプレーを2時間おきくらいにクンクン吸入。さらにアロマディフューザーで空気を浄化するアロマをずっと焚いています。以前より免疫力が上がってきたのかな？　という手応えがあって、事実、ここ1年くらいは風邪らしい風邪をひいてない

風邪・インフルエンザ予防

★使っている精油★

【ベーシックスプレー】
ティートリー／ユーカリ・ラディアタ／ラベンダー
▶レシピはP128

【スペシャルスプレー】
パイン／ニアウリ／ユーカリ・ラディアタ／ラビントサラ／タイム
▶レシピはP129

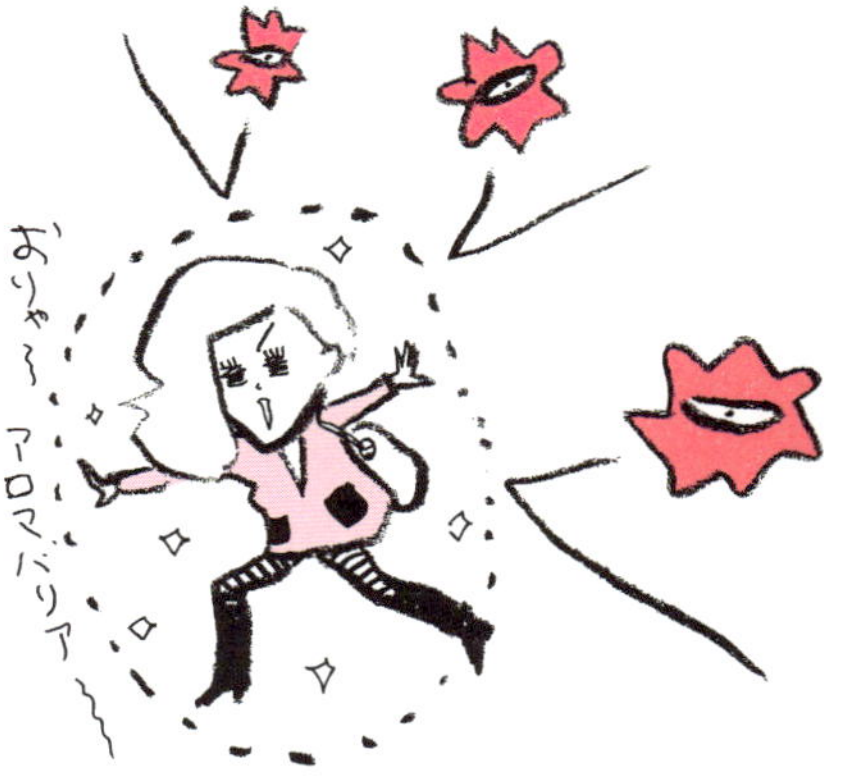

のです。

風邪をひいた友人も、このスプレーでのどの痛みや鼻の苦しさなど風邪の初期症状がかなりラクになったとのこと。インフルエンザの予防接種も毎年2回は受けていたのですが、この2年は受けることすら忘れちゃってます（笑）。自然のものでここまでできるなんて、数年前には思いもしなかったこと！

我が家ではアロマが、常備薬だった葛根湯に取ってかわりました。

つらい花粉の季節に、保湿ティッシュの出番が減った⁉

花粉の季節、しんどいですよね。といっても私自身は幸いにも花粉症ではないのですが、春になると友人知人から「花粉症をどうにかするアロマはない？」とリクエストが集中。私も練習になるのでがんばってアロマスプレーをせっせと作ってプレゼントしています。

スプレーはとっても便利で、花粉の時期はマスクにひとふきすれば簡単に香りを吸い込めるし、精油には抗菌作用があるのでマスクもクサくならなくて助かる！

で、花粉症の症状といえば、鼻水、鼻づまり、目のかゆみ、くしゃみ、のどの痛み、咳など人によってさまざま。

なので当然アロマに期待することも人それぞれで、鼻づまりをラクにしたい、という人もいれば、薬のせいで頭がぼーっとして仕事にならないので、気分がシャキッとする気付け薬的な香りが欲しい、という人もいるし、症状のせいでぐったり疲れるからせめて夜はしっかり眠りたい、という人、はたまた肌荒れがひどいからそっちを優先的にケアしたいなどなど。

そんな中で、私が柱にしているのは2つの精油です。まず、抗アレルギーに力を発揮する精油としてベースにしているのがペパーミント。鎮静効果も優秀で、すうっとする清涼感は気分も頭もすっきりするので、花粉症対策に私は必ず入れる精油です。あとは鼻水や痰などの粘液の排出をスムーズにしてくれるというユーカリ・ラディアタも鉄板。

ちなみにこのアロマスプレーを花粉が飛び始める前から使っていた友人は、「保湿ティッシュの消費量が減った！」といっていました。また、直接目に使っているわけではないのに（精油を目に入れては絶対にイケマセン！）、「目のかゆみが気にならなかった」という人も。

私もPM2・5や黄砂が飛びかう春先はこのスプレーがないと困るほどで、鼻がムズムズする程度ならすぐおさまるし、ペパーミントの抗菌力は風邪予防にも役立つので、持ち歩いてスプレーしまくっています。

また、アレルギーで赤みやかゆみがあるような肌荒れには、ローマン・カモミールをキャリアオイルに混ぜたもので部分的にケア。

これは比較的早い手応えがあって、私の場合は塗って2日目の朝にはすっかり赤みがひいてしまいます。また、普段からリップクリームもローマン・カモミールの精油

花粉症のケア

★使っている精油★

【スプレー】
ペパーミント／ユーカリ・ラディアタ／ラベンダー／ローマン・カモミール
▶レシピはP130

【花粉ブロッククリーム＆肌荒れケアオイル】
ローマン・カモミール
▶レシピはP128、130

とミツロウで手作りしているのですが、花粉症の季節はそのリップクリームが〝花粉ブロッククリーム〟に早変わり。

鼻の内側に薄く塗っておくと花粉の侵入が防げると同時に、鼻のまわりにくるくると塗るだけで荒れた肌のケアにもなります。

鼻水や目のかゆみを止めるなど直接的に症状をなくすことはできませんが、アロマは炎症をやわらげたり、免疫力に作用したりするのはお手のもの。アレルギーの薬はのどの渇きや眠気などの副作用がイヤ、という人も多いですが、アロマは薬ではないのでその心配なく使えるのもうれしいところです。

寝つきの悪さから脱却。夢も見ないほど深く眠れる快感

睡眠時間よりも睡眠の質が大事というのは大人になって悟ったことですが、睡眠改善アドバイザーの方によると、どうやら私はショートスリーパーらしい（睡眠が6時間未満で大丈夫な人。明石家さんまさんもそうではないかとのことだった）。

でも、夜型の生活をン十年も続けているため、とにかく寝つきが悪すぎる！

深夜までパソコンをいじっていることが多いので、頭が冴えたまま無理矢理ベッドに入る感じ。まあ、そんな生活をしていたら睡眠の質が悪くなるのは当たり前ですが、私のまわりの同業者も仕事柄か、睡眠問題で困っている人の多いこと多いこと。

そんなわけで安眠のためのアロマも何十人かに試してもらいました。するとこれにはみなさん、反応が素早かった！「知らないうちに落ちてた」とか「となりで寝ていた犬まで気持ちよさそうに熟睡してた」とか、中には「寝坊して仕事に遅刻しちゃったよー」な

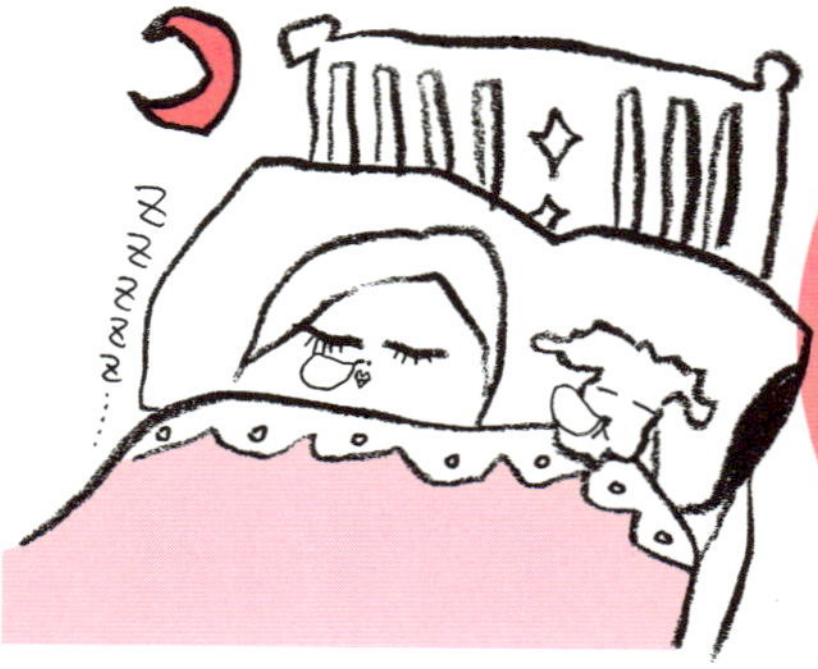

安眠ケア

★使っている精油★

【スプレー】
ラベンダー／ベルガモット
▶レシピはP141

んていうのもあったけど、ほぼ全員が快眠に役立ったようでした。

私的にいちばん相性がいいな、と感じたのはラベンダーとオレンジ系の組み合わせ。オレンジ系の中では落ち込んだ気分を元気にするベルガモットが気に入っています。

ベルガモットは香水によく使われる精油で、アールグレイ（紅茶）の香りづけにも使われているので、あのフルーティな甘い香りを思い出すとイメージしやすいかも。ベッドリネンなどにスプレーして寝ると、ふんわり香りが漂ってきて気持ちがほぐれ、いい感じに脱力してきてとろんとろんに。

そのまま朝まで夢も見ないで眠ってしまうことも度々で、おまけに朝の目覚めがすっきりしていて、今日もがんばるぞーという気分に。

ストレスも自律神経も、体や肌の回復も、睡眠がカギを握っているわけだから、よく眠ることが健康への第一歩ですよね。

そういえば、肌荒れが起きなくなったのもよく眠れるようになったおかげかも。これこそアロマの真骨頂！　と香りの底力を思い知った瞬間でした。

胃腸のトラブルが少しずつ軽くなってきた

胃腸が元気じゃないと何をしても楽しめない！　ということをここ数年で痛感。ところがこれが難題で、いろんな方法を試すも一向に光が見えず……。

具体的にいうと、ちょっとでも食べすぎると胸焼けや胃もたれが。いつまでも食べ物が胃に残っているような感覚があり、キリキリと胃が痛み出すときもあります。お腹の調子はというと、便秘ではなくむしろ逆。食べ慣れないものを食べたり、冷えたり、ちょっとしたことですぐお腹がゆるくなるタイプで、たまに脂汗が出るほどの腹痛を伴った下痢が数日続くことも。

検査をすると病気ではないし、「加齢のせい」で片付けられてしまうのですが、ようするに、胃腸の働きそのものがか～な～り鈍っているわけです。そしてお腹をさわってみると案の定、ひんやりとして冷たい。

余談ですが、私のお腹には腹筋みたいな線が縦に2本あるんですが、あるドクターいわく、これは東洋医学で腹皮拘急というのだそう。フ、フクヒコウキュウ!? なんだか舌を噛みそうですが、冷えからお腹を守るために体が苦肉の策として腹筋を発達させせる現象なんだとか。へえ〜、そんなことあるんだ〜、人体の神秘ですな（同じ理由で冷えている部分の体毛も濃くなるそうですよ）。

というわけで、メディカルアロマの勉強もだいぶ進んだ頃、取り入れたのがペパーミントとバジルを入れたトリートメントオイルでした。

ペパーミントとバジルは消化を助けるハーブとして知られていて、胸焼けや胃痙《けい》攣《れん》、腹痛なども緩和してくれるほか、体を温める作用もあるので、まさしく胃腸のケアにぴったり。

なので、食後はこの精油を入れたオイルを胃からお腹にかけて広範囲に塗布して軽くマッサージ、というのを続けてみました。下痢のときはレモンの精油をプラス。

またまた余談ですが、ずっと昔、ある番組でウィッキーさん（お懐かしい〜）が「母国のスリランカではお腹がゆるいときレモンティーを飲む習慣があるので、日本に来たときカフェで多くの女性がレモンティーを飲んでいるのを見て、日本人はお腹をこわしやすいのかと驚いた」といっていたのを思い出しました。そう、レモンは下痢止め作用があるのです。

ストレスによっても消化や蠕動《ぜんどう》が弱ると聞いたので、緊張をほぐすラベンダーを入れたオイルを背中にも塗っていました。でもちょい待った。そもそもペパーミントとバジルは食べられるハーブよね？ と思い、食事やお茶で積極的にとることに決定。

実は食用ハーブと精油に含まれる成分は違うこともあるので、作用がまったく同じとは限らないのですが、少しでもお腹に良い成分を取り入れたい一心で……。

スーパーでオーガニックの生ミントやバジルを見つけると大量購入（笑）。レストランではバジルをモリモリに入れたサラダを作ってもらったり、ローズマリーやフェンネルも胃腸にいいと聞いて料理に入れたり。中でもフェンネルのお茶は効果てきめんでした。お腹の痛みがすぐおさまり、胃もすっきりする感じ（フェンネルは母乳の出をよくすることで知られるハーブですが、口内炎にもよいそうですよ）。

そうこうして半年くらい経ったとき、胃腸の具合が安定してきた実感がじわじわ。

まあ、食べすぎはたまにあるのでいまでも胃痛が起きたり、お腹がゆるくなることはありますが、薬に助けてもらわないといけないひどい下痢や腹痛が続くことがなくなったのは私的にはすごい進歩！

特にトリートメントオイルがよかったのかなと思った理由は、〝なんちゃって腹筋〟の線がほぼ消滅したから。温かいハーブティーをよく飲むようになったせいもあるのか、お腹の冷えはずいぶんおさまりました。

何しろ近所のコンビニでいつも買う2種類の胃腸薬は、全部私が買い占めてるんじゃなかろうか？　と思うくらい、薬の出番が多かった私にとっては大助かり。持病の憩室症にも役立ってくれると期待を込めて、長〜い目で見ながらケアを継続しております。

胃腸のケア
★使っている精油★
【トリートメントオイル】
ペパーミント／バジル
▶レシピはP140

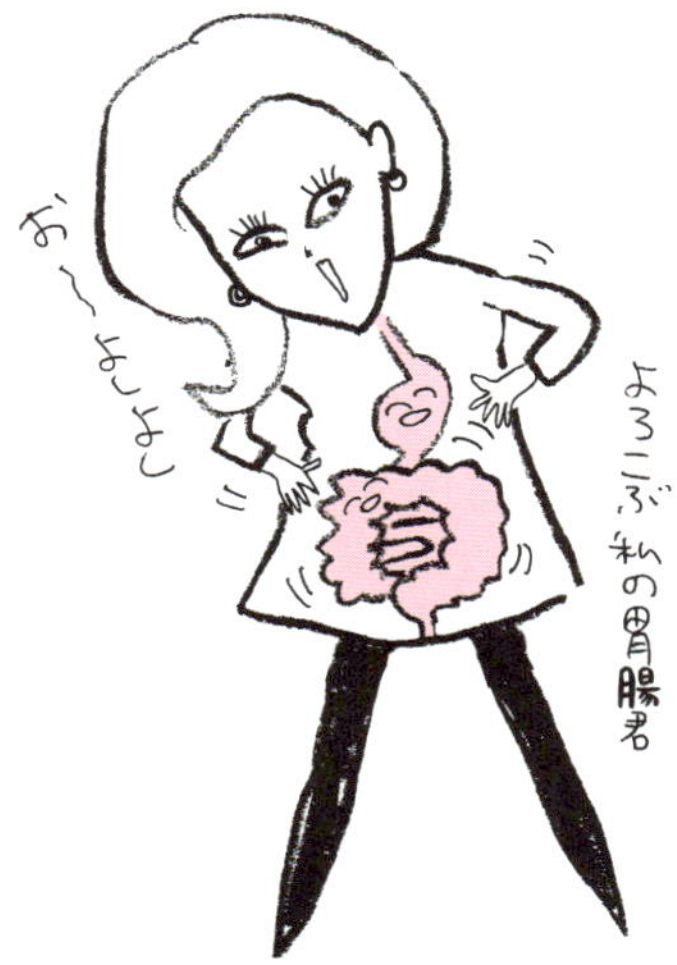

乾燥肌のスパイラルから抜け出せたオイル美容

乾燥がすべての肌トラブルの元凶ですよ、というのはみなさんもご存じと思います。乾いて肌がスカスカになると外からのダメージを受けやすくなり、たるみやシワといった肌の老化がさらに進むわけですが、私ももれなく乾燥がネック。塗っても塗っても乾いてしまう立ち枯れ肌が毛穴やたるみを際立たせていて……。

さすがにまずいなと思ったきっかけは、「ファンデーションが似合わない」と感じたこと。いくら丁寧にのばしてもファンデがちっとも肌になじまず、上すべりしている感じ。お面のように顔にぺっとりはりついたメイクが、う、浮き上がってる!? みたいに見えたときはもう笑うしかないというか……。

この先もっと老いていくことを思うと、せつなさに心が折れそうになりましたが、同時に「スキンケアをアロマに切り替えたらどうなるんだろう?」と気持ちを方向転換。そこでひとまず全部化粧品をやめてみました。以前、肌断食を実践しているというヘア&メイクの方を取材したとき、「日本人は化粧水しかつけない人も多いけど、必要なのは水分じゃなくて油分」といわれ、私も激しく同意。

ある皮膚科医の説によると、化粧水を肌につけて放置すると皮膚のフタの役目をしている角質細胞がめくれ上がり（!）、どんどん水分が蒸発しやすくなってしまうとのこと。あと、クレンジングによく使われている石油系の界面活性剤も肌バリアを壊す一因らしいとの話でした。

そんなわけで、精油をブレンドして美容オイルを作り、それだけでケアすることに。いっそ洗顔石鹼も作ってみようかな？　とトライしましたが、不器用っぷりを発揮して思い切り失敗したのであきらめ（笑）。メイク落としはどうしよう？　と思ったけど、どうせファンデはしっくりこないし、「え〜い、いっそ塗るのをやめてしまえ〜」という結論に至り、ベースメイクは軽くお粉をはたくだけですませることにして、洗顔はよさげなオーガニックの石鹼を探しました。

美容オイルに適した精油はたくさんあるのですが、私はラベンダーとローズゼラニウムを保湿ケアの基本にしています。

ラベンダーは細胞の成長を促す作用もあり、ローズゼラニウムは肌を引き締めるのでたるみと毛穴の開きもケア。で、これを酸化しにくく、保湿効果も高いマカデミアナッツオイルに混ぜてフェイスオイルを作っておき、洗顔後すぐに顔〜首〜デコルテにのばします（デコルテまでつける、コレ大事！）。

キャリアオイルのマカデミアナッツオイルはべたつきがなく、するっと肌になじむので、最初は「ん？　物足りない？」とも思いましたが、２週間くらい経った頃から、徐々に肌に変化が。

まず感じたのは、肌に自然なツヤ感（オイルのテカテカとは違う）と明るさが戻ってきたこと。それまでは赤みが出たり、プツプツ吹き出物ができたりしていたのに、そういうトラブルもほとんど起きなくなり、肌が安定してきたのが手に取るようにわかりました。

２ヵ月くらい続けると、触れたときの肌がやわらか〜い！　お正月を過ぎたカピカピのお餅だったのが、ふわふわのお餅くらいに感触が変わり（つきたてのお餅とまではいかないが）、やわらかいってことはうるおいがちゃんとキープできている証だな、と実感。

ちょうどある化粧品の発表会で、肌の水分量を測定してもらったら、うるおい年齢は30代、といわれたことも自信に。

それに、いままでは徹夜なんかするとダメージが即座に肌に響いてしまい、朝、鏡を見るとそこには妖怪砂かけババアが！　なんてことも（笑）。目の下にはたるみやクマが出現し、肌がしぼんでシワシワになっていたのに、そこまで肌が落ち込むこともなくなりました。

恐る恐るファンデも塗ってみましたが、「おお！　ちゃんと肌に吸いついとる！」と久しぶりの仕上がりに感動。やっぱりキャンバスである素肌そのものがきれいじゃないと、メイクも映えないんだな～と再認識したのでした。

友人たちも「肌が健やかになるってこういうことなのね」とフェイスオイルの虜になり、「このよさを知ってしまったら、もう普通の化粧品に戻れない」という人が続出。シンプルな美容オイルでここまで肌がよくなるなんて想像していなかっただけに、ある程度年齢を重ねたらスキンケアもメイクも引き算が大事、という説も腑に落ちました。

美容オイルはその後、勉強する中でいろいろ進化しまして、フランキンセンスやネロリ、ミルラといった精油の素晴らしさにも感動したので、本当は日常使いしたいところなのですが……それはそれは高価で庶民には手が出ないし、そもそも希少なので質のいい精油を見つけるのが至難の業！

というわけで、シワを軽減することで有名なローズウッドだったり、たるみとくすみによいヘリクリサムだったり、皮脂をコントロールするイランイランだったりをケースバイケースでプラスしていますが、相変わらずアロマだけでケアして肌は好調。目元のクマや口元の乾燥小ジワも目立たなくなったので、どこまでいまの肌をキープできるか楽しみになってきました。

スキンケア

★使っている精油★

【フェイス＆ボディオイル】
ローズゼラニウム／ラベンダー
▶レシピはP110

もう、紫外線は怖くない

紫外線が肌に及ぼす影響は女性なら誰もが恐れていますよね。

バブル世代の私はもれなく若い頃ガンガン肌を焼き、大人になってレーザーでシミを取ったりしていろいろ後悔しました。

紫外線はシミ、シワ、たるみという3大肌悩みの引き金になるわけで、確かに怖いもの……でも、意外に日焼け止めについて勘違いしている人が多いのでは？　という印象があります。

それはSPFについている数字。SPF20より、SPF50のほうが紫外線をブロックする力が強いと思っている人が多いのですが、あの数字は効果の持続する時間を表すもので、防御力の強さを示すものではないのですよ。

SPF1を20分として計算するため（紫外線を浴びて肌が焼けるまでの時間が20分とされている）、つまりSPF20は20分×20＝6時間40分、SPF50は20分×50＝16

時間40分、紫外線を防ぐ効果が持続するという意味です。

う〜ん、16時間も太陽がギラギラ照りつける場所っていったいどこだ？ という声も聞こえてきそうですが、じゃ、紫外線をカットする効果は？ というとSPF20も50も実はほとんど同じ。

しかもSPFの数字はどんな基準で決められているのかというと、1㎠あたりに2㎎塗ったときの測定結果によるもの。もしも顔全体にそれと同じ量を塗ったら、真っ白メイクの舞妓さんの出来上がり〜、です。

しかも私自身は日焼け止めにありがちなきしむ感じがなじめず、プツプツと吹き出物ができたりして肌の調子が悪くなるパターンが多かったので、これもアロマでなんとかできないかな〜と常々思っていたのでした。

そのときちょうど教室で教えてもらったのがラズベリーオイルでした。これは精油ではなく、精油の希釈に使うキャリアオイルなのですが、ラズベリーには紫外線を防ぐ作用があるのだとか。

いろいろ調べてみたところ、SPF20、PA＋＋くらいにはなるらしいというから、「こまめに塗り直せばこれで十分じゃん！」と、さっそく精油を混ぜて化粧下地がわりのフェイスオイルを作りました（ちなみにキャリアオイルのアプリコットオイルも同様に紫外線を防ぐ作用があり、それを使うことも）。

精油は日焼けによる炎症を鎮めてくれるラベンダーとローマン・カモミールをプラス。で、フェイスオイルでケアしたあとこれを化粧下地がわりにやや厚めに重ね塗りし、いつもと同じようにお粉を軽くはたいてひと夏過ごしてみました（もちろん手足にもヌリヌリ）。「お粉だけなんてチャレンジャーっすね」という声も聞こえてきそうですが、パウダー自体には光を反射する性質があるので、意外と侮れないのですよん。

で、めちゃくちゃ暑かったその夏は、取材で一日外を歩き回ったり、旅行で神社巡りをしたりして、かなり紫外線を浴びたと思うのですが、ちょっと赤いかな？　ということはあっても翌朝には消えている程度で、夏が終わってもシミひとつできてないのにびっくり！

毎年夏になると、ちらほらあるシミが濃くなったりしていたのですが、そういうこともありませんでした。それは夜の集中美白スポッツケアのおかげもあるのかも。レモンをキャリアオイルに混ぜ、シミのあるところとか、日焼けしやすいおでこ、頬の高い部分、鼻筋などにちょんちょんとつけるケアも同時進行。ちなみにレモンなどの柑橘系の精油は美白作用がある反面、光に当たると黒くなる性質があるので、念のため使用は夜だけに限定しています。

　ようは紫外線を浴びてもその日のうちにちゃんとアフターケアしたのがよかった気が。「夏なのにほんと、肌白いね〜」とむしろほめられたりして自信がついたのでした。

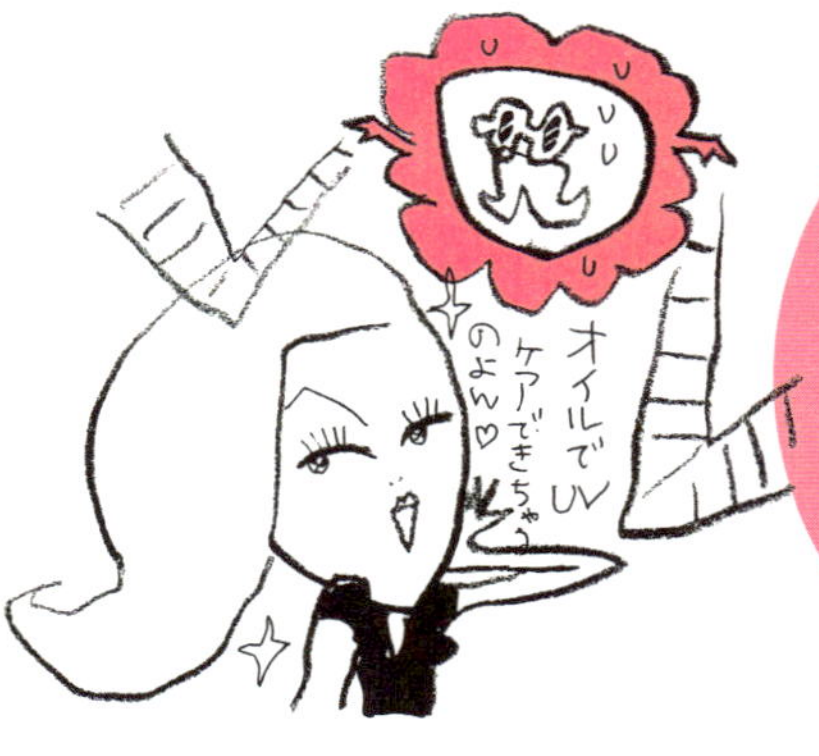

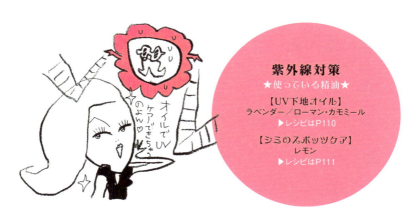

紫外線対策

★使っている精油★

【UV下地オイル】
ラベンダー／ローマン・カモミール
▶レシピはP110

【シミのスポッツケア】
レモン
▶レシピはP111

そういえば、「オイルなんて、油焼けしちゃいそう!」と知り合いにいわれたことがあるのですが、そ、それはサンオイルのイメージがあるからですかね?

油の精製技術がよくなかった昔、不純物がたくさん入った石油系の油で色素沈着すると聞いたことはありますが、天然の植物油でそういうことはないと思います。

あくまで個人的な意見ですが。そもそも化粧品や日焼け止めにもオイルはたくさん入ってますしね……。

そういうわけで、私はこの2年日焼け止めいらず。

といっても紫外線A波は肌の奥のコラーゲンやエラスチンを破壊するのでダメージが表面化するまで時間がかかるため、一朝一夕で推し量ることはできません。でも、いまのところたるみがひどくなったりシワが増えたりするような感じはありません。

リゾートでもこの下地だけ、というのはさすがに厳しいかもしれませんが、日常生活の範疇《はんちゅう》ではしっかり紫外線対策できている気がしています。

月経痛やPMS……女性特有の悩みにも役立ちました

あるスポーツインストラクターの20代の女性が、頑固な月経痛とPMS（月経前症候群）に悩んでいると聞き、アロマの使い方を教えたことがあります。鎮痛薬はあまり効かないそうで、食欲もなく、仕事で激しい運動をしてふらつくことも度々だと、とてもつらそうでした。

そういう私も若い頃は月経痛がひどく、ずいぶん鎮痛薬のお世話になってきました。

年齢とともに痛みはさほど強くなくなりましたが、いまだに時折ズーンという鈍痛が。そんなとき、決まってするケアがあります。ひとつはコットンにクラリセージとラベンダーを2〜3滴ずつ垂らし、おへその下あたりに当てる方法（しばらくショーツにはさんでおく）。

月経の経血は子宮の内膜が剝がれたもの。内膜から分泌される物質が経血を排出するよう子宮を収縮させます。その際血行が悪いと、この物質の分泌が増え、月経痛が起こるといいます。そのため、子宮の緊張をゆるめ、血行を促すことがポイントです。

クラリセージは女性ホルモンのエストロゲンに似た作用があり、ホルモンバランスを整える精油として生理不順や更年期の症状にも役立つ女性の頼もしい味方。

さらにコットン技とあわせて、クラリセージ、ローズマリー、ラベンダーを入れたオイルを下腹部〜腰まわり〜内股に塗り、軽〜くマッサージ。ローズマリーは痛みの緩和や血行促進に、ラベンダーは子宮の緊張を解きほぐすのにうってつけです。

実際、これでケアするとお腹の張りがゆるみ、腰の重だるさが消えてとてもラクになります（痛みがピタッと止まるわけではないけれど、薬に頼らなくても平気に）。

スポーツインストラクターの女性にも「生理前と生理中はこの2つをやってね」と実践してもらっていたのですが、「痛みの強さが以前の半分くらい」に感じるようになり、半年ほど経つと2〜3日痛みが続いていたのが半日でおさまるようになったそう。

マッサージオイルはＰＭＳ対策に生理前から使用していたのですが「むくみや腰のだるさが軽くなったの」と喜んでいました。

彼女いわく生理になると職業病の腰痛もひどくなって困っていたそうですが、「お腹まわりの冷えがやわらぐので、腰痛にもよさそう」といっていました。

ローズマリーは筋肉痛の緩和にも威力を発揮するので、私は肩コリ＆腰痛ケアにも使っています。

月経痛・PMSのケア
★使っている精油★
【トリートメントオイル】

クラリセージ／ローズマリー／ラベンダー
▶レシピはP132

更年期のドキドキや寝汗がいつの間にかなくなって

40代後半になってついに更年期へ突入。まだ閉経したわけではないのですが、それらしき症状が出始めました。

気づいたのは、寝汗がきっかけ。朝起きると胸から上が汗でべっとりで、おまけにねばつくような、まとわりつくような気持ちの悪い汗でした。鏡を見ると顔が真っ赤にほてっていて、「もしやこれがホットフラッシュでは！」といや〜な胸騒ぎが。

その後も寝汗をかいては夜中に起きる、ということを繰り返し、日中、わけもなく心臓の鼓動がはっきり聞こえてきて脈が速くなったり、急に不安で胸がいっぱいになったり……話には聞いていたけど、「これが更年期か〜」と憂鬱でした。

もともと三半規管が弱いタイプのせいか、めまいや耳鳴りにもひと苦労。特に耳鳴りはひどく、バラバラというプロペラ音がしているので「今日はヘリコプターがよく飛んでるなあ」と勘違い。

はたまたベッドで横になった途端、グワングワンという給湯器のような音がして、「床暖房切り忘れた？」と思って確認しに起きたりもしましたが、いずれも耳鳴りだったのでした。寝ても覚めても音がやまない不快感で仕事にも集中できず、たまらず病院に駆け込み漢方薬などを処方してもらいましたが、症状が改善するどころかお腹の調子まで悪くなったので早々に薬とは決別。

「更年期は手強そうかも」と本腰を入れ、あの手この手でアロマを使ってみました。

更年期は日によっても違う症状が出るので、気分の落ち込みをサポートするもの、ほてりやのぼせをケアするものなど、そのときどきに合わせていくつかトリートメントオイルを使い分けしました（詳しいレシピは第３章で！）。

アロマバスで入浴すると全身の皮膚から精油の成分を血中に取り込めるし、吸入も同時にできるし、ボディケアにもなるので一石三鳥。半身浴ではなく全身浴で40℃以下のお湯に15～20分つかる、というのが私流です。

というのも、冷えの専門家に聞いたところ、41℃以上のお湯だと交感神経が刺激されるためリラックスしにくいそうで、半身浴で汗をかきすぎるのも体から熱を逃がすもとになり、かえって冷えてしまう原因になるとのことでした。

のぼせがあると長く湯舟につかっていられないけれど、ぬるめのお湯で15～20分なら耐えられる！　肩までつかり、鼻と口から香りを吸い込むようにして深く呼吸します。精油の成分が皮膚や呼吸器から浸透するのに約20分かかるといわれているのですが、ちょうどそのくらいの時間つかっていると血管がゆっくり開いてくれるせいか、体も芯からじっくり温まる気がしました。

普通の入浴剤とは汗のかき方も違い、10分くらいすると頭から汗がたらたら流れてくるので、デトックスにもなる気が。これは集中的にやったほうがよさそうと思い、ほぼ毎日、2ヵ月くらい続けました。

それらのケアに加え、レッスンで教わったメディカルハーブの使い方も活用してみることにしました。ドライセージの葉60gを赤ワイン1本に1週間漬け込み、それをスープスプーン1杯、夕食後に飲むという方法です。

お酒としては美味しくはないのですが、たくさん飲んでしまう心配がなかったのが私にはかえって有り難かったかも（笑）。セージはクラリセージの親分（？）のような存在で、女性ホルモン様作用がより強く、フランスでは医療用に使われることの多い精油です（実はセルライトの除去にも効果抜群らしい！　現在、実験中です）。

セージの精油は刺激が強いため使用する量なども注意が必要で、かつ日本では手に入りにくいので、素人はドライハーブで代用する方法が安心&手頃です。

あと、動悸が起きたときのために、ラベンダーとイランイランをキャリアオイルで希釈したものを少量作っておき、手首の脈のところにちょんちょんとつけたりもしました。

イランイランは心拍をスローダウンする作用があるとのことで、確かに塗ってしばらくするとドキドキ感がおさまり、気持ちもゆったりして落ち着きを取り戻せました。アロマディフューザーで寝室にもイランイランを焚いていたら、汗で夜中に目覚めてしまうことが少なくなり、ケアを続けて3ヵ月くらい経った頃、気づいたらドキドキ感もホットフラッシュ的な症状も消えていました。

実際、血液検査で調べてみると低下していた女性ホルモン値が上向きに！

更年期のケア
★使っている精油★

【ベーシックケアオイル】
クラリセージ／ニアウリ／サイプレス／ペパーミント
▶レシピはP133

【バスオイル】クラリセージ／ローズゼラニウム／サイプレス ▶レシピはP133

【イライラや憂鬱を鎮めるオイル】
マジョラム／ラベンダー／クラリセージ ▶レシピはP134

【ほてり＆のぼせ対策オイル】
レモン／クラリセージ／サイプレス ▶レシピはP134

【頻脈＆動悸ケアオイル】
ラベンダー／イランイラン▶レシピはP135

そして、もっと驚いたのは、半年に一度あるかないかだった生理がここ数ヵ月、順調に復活しはじめたことです（不正出血ではないことは病院で確認ずみ。ホッ）。この変化はいったい何？　という感じ。

他に影響していることはないかと考えてみましたが、生活も食事も変えていないし、褒められたことじゃないけど運動もしていないし、もちろん薬も飲んでいないし……思い当たるのはアロマを続けていたことだけなのです。

妊娠線&肉割れの予防にも

アロマに出会う以前はとても太っていた私。40代半ばでやっと重い腰を上げ、35kgのダイエットに成功できたまでは万々歳だったのですが、別の悩みが露呈。それはずばり肉割れです。

「運動しないで1ヵ月に5kg以上痩せると確実に皮膚がたるむよ！」という医師のアドバイスを聞いて、たるみには細心の注意を払っていたものの、痩せてみるとお尻のあたりに肉割れとおぼしき線がくっきり！

ああ、もっと早くアロマを勉強していれば少しは違ったかも……と思っていた矢先、知人が妊娠。「後悔先に立たずだから、妊娠線のケアはちゃんとやっておいたほうがいいよ！」というと、「妊娠で肌が敏感になっていて化粧品を使うのが不安」とのこと。そこで、妊婦さんでも使える精油で（妊娠中は使用に注意が必要な精油もあるのです）、ボディオイルを作りました。

そのとき、「妊娠線の予防にとてもいいことで有名なのよ」と教えてもらったのがマンダリンでした。妊娠線はご存じのとおり、急激な皮膚の成長に追いつかず真皮が裂けてしまう現象ですが、マンダリンは肌をやわらかく、なめらかに整えるうえに皮膚の再生を促す作用があるのだそう。

マカデミアナッツオイルも肌のしなやかさを高めるのでこれをキャリアオイルに使い、妊娠初期からお腹全体に塗ってもらっていました。妊娠線も肉割れもメカニズムは同じなので、「肉割れにも効くでしょ！」と、私自身もケアをスタート。マンダリン×ローズゼラニウムの組み合わせはさらに相性抜群と聞き、「消えろ～」と念じながら（笑）、お腹やお尻にすり込みました。

そのあと、別の妊婦さんにも同じオイルを試してもらったのですが、結果はどちらも上々！

早い段階から使っていた女性は「うっすら線がついてるかな？」という程度で本人もまったく気にならない様子でした。もう一人の女性も、オイルを使いはじめたのは妊娠8ヵ月くらいからだったのですが、妊娠線もほとんど目立たず、脚まで塗っていたらヨガのインストラクターに「なんでこんなに肌がツルツルなの!?」と褒められたと喜んでいました。

私自身はというと、肉割れ自体は「後の祭り」な部分もありますが（笑）、肌に張りが戻ってきたのは確かな実感。

柑橘系の精油は脂肪を分解する作用もあるので、ダイエットやむくみのケアにも活用させています。

妊娠線・肉割れのケア

★使っている精油★

【トリートメントオイル】
マンダリン／ローズゼラニウム
▶レシピはP112

虫よけスプレーの威力

デング熱。昨年の夏、騒がれましたよね。

東京の真ん中で感染者が出たということで、虫よけスプレーがドラッグストアから一斉に消えたそうですが、私が訪ねたいくつかのアロマショップでも、虫よけ関連のアロマが見事に売り切れていました。アロマの虫よけ効果については初級クラスのとき習ったのですが、それ以来、夏は手放せません！

というのも、とにかく蚊にさされやすく、たくさん人がいる中でもひとりで蚊の集中攻撃を受けてしまうこともあり、おまけに虫さされの跡がいつまでもしつこく残ってしまって……。そのため夏でも脚を出すのが恥ずかしく、スカートはレギンスをはかないとダメ。生脚なんてとてもじゃないけど、見せられません、トホ。

それだけに虫には敏感になってしまうのですが、自分でアロマの虫よけスプレーを作って持ち歩くようになってから、本当〜〜に、蚊にさされることが少なくなりました。私が特に蚊よけに効くと思った精油はシトロネラです。家の中に入ってきた蚊に吹きかけてみたら、あっという間にくるくる旋回して床に落ちたほど素早い殺虫効果もあり!

ただ、虫が嫌がる精油は虫の種類によって違うようで、以前、市販の虫よけアロマスプレーに入っていたのを見て「ふんふん、ペパーミントも効くのね」と入れてみたら、いっぱい蚊が寄ってきてさされまくった失敗も。

先生に聞くと、ペパーミントはダニなどには効くけど、蚊を引き寄せる成分を含んでいるそうで、あらら、逆効果だったのでした。

シトロネラとよく似た香りのユーカリ・レモンという精油も虫よけ効果が高いのです

虫よけ

★使っている精油★

【虫よけスプレー】
シトロネラ/ユーカリ・レモン/ローズゼラニウム

▶レシピはP118

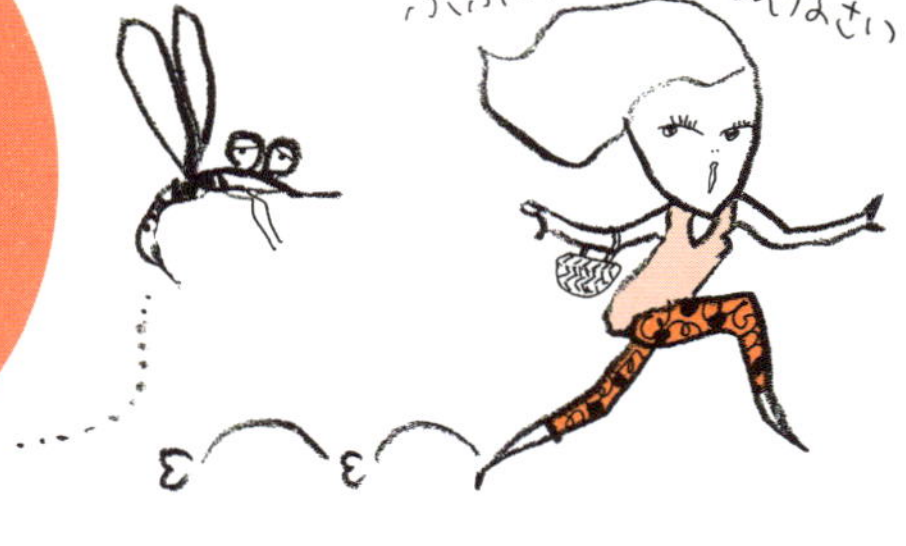

が、どちらか一種類だけでも十分威力を発揮してくれる気がします。

なので夏はアロマスプレーを作って、外を歩きながらときどき足元や背中（背後をヤツらは狙っている！）などに吹きかけています。

昨年の夏、ヤブ蚊だらけの山の中に数時間いたにもかかわらず、スプレーしまくっていたら一匹の蚊にもさされることがなかったのには驚きました。犬の散歩のときや子どもが外遊びするときに愛用している人も。玄関先や網戸に吹きかけておくと虫の侵入も防げますよ。

人にいえない痔や水虫、デリケートゾーンのかゆみにも

きっと人にはいえないだろうけれど、デリケートゾーンのかゆみとか、お尻のトラブル、水虫なんていうちょっと恥ずかしい悩みがある人も意外と多いですよね。

かくいう私も慢性的ではないものの、時折、生理のあとに肌が荒れたり、お腹をこわしたあとお尻が腫れぼったくなったりすることがあるので、他人事ではないのでし

た。以前なら決まって塗り薬の出番でしたが、アロマはこういう場面でも活躍できると知って、ありがたや〜。

まず、デリケートゾーンのかゆみや肌荒れを防ぐ技として、あらかじめナプキンやおりものシートにラベンダーの精油を1滴垂らしておきます。ラベンダーは抗菌&抗炎症作用が高いので、汗で蒸れる夏なんかもこれをやっておくと、生理のときの肌の不快感やトラブルが防げる気がしています。

かゆみや肌荒れが起きてしまったら、ラベンダーとローマン・カモミールをキャリアオイルで薄めたものを、コットンなどに含ませて直接肌に塗ります。これだけで翌日くらいには肌が落ち着いてくれることがほとんどです。

また、痔核《じかく》などお尻のトラブルにはレモンとサイプレスが鉄板！　これもキャリアオイルに混ぜて患部に塗っておきます。痔核は血行不良が悪化の一因らしいので、血行を促すサイプレスと殺菌作用が高いレモンの組み合わせは私的には最強だな、と思っています。軽い腫れや赤みなら2〜3日で引くパターンが多く、友人は「広めに塗っていたら、お尻にあったプツプツがなくなって肌もきれいになったよ！」とうれし恥ずかし報告をしてくれました。

「あー、ソレ気になる！」と思った人も多いのでは？　摩擦が多い場所は色素沈着が起きやすいのですが、レモンはビタミンCの塊ということもあって、実はこのレシピ、お尻のニキビや黒ずみのケアにもうってつけなのです！　私は少量（5㎖くらい）を作っておき、トイレや脱衣所においていつでも使えるようにしています。

あと、水虫がクセになってる人が私のまわりにもいるのですが、サンダルで素足になる夏は人の視線が気になりますよね。

特に女性に多いといわれるのがかかと水虫。かかとがひび割れたり皮がむけたりするけれどかゆみは少ないので、パッと見、ただの乾燥肌みたいですが、保湿しても治らない場合や家族に水虫の人がいる場合などは水虫の可能性が高いのだそうです。

そんな人には足浴とオイルケアを伝授。洗面器にお湯をはり、ティートリーを3～5滴。そこに1分くらい足をつけて、かかと、足指と全体に行き渡るようにします。水分をきっちり拭き取ったら、さらにティートリーをキャリアオイルで薄めたものを足にまんべんなく塗ります。

ティートリーという精油は、細菌やウイルスのほか、水虫やカンジダなどの真菌（カビの菌）に対しても威力を発揮するので、持っていると抗菌剤がわりに幅広く役立ちとても便利。さらに、水虫の諸悪の根源は毎日履く靴にあるのでは？　と考えたので、ティートリーでアロマスプレーを作り、布に含ませて靴の内側を拭くということもやってもらいました。

すると、２週間くらいでかかとの皮めくれがおさまり、ひと夏終わる頃には、ひび割れも軽減して足がサラサラになったそう！

その後は予防で、愛用しているフットクリームにティートリーを数滴混ぜて使っているそうですが、水虫がぶり返すこともなく、きれいなかかとをキープしているとのことでした。

デリケートゾーン、お尻のトラブル、水虫のケア

★使っている精油★

【デリケートゾーンのケアオイル】
ラベンダー／ローマン・カモミール
▶レシピはP137

【痔核のケアオイル】
レモン／サイプレス
▶レシピはP138

【水虫のケアオイル】
ティートリー
▶レシピはP138

イライラしたり、うつっぽいときも気持ちが上向きに

いい香りをかいでリフレッシュしたり、リラックスできたり、というのは誰もが経験していると思いますが、アロマのよいところは自律神経のバランスを整えてくれること。

以前、私の健康状態を知り尽くしたスポーツトレーナーに、「体の調子が悪いのは、自律神経が壊れてるからだよ」と指摘されたことがあります。じ、自律神経、壊れてますか、そうですか……。

でも、いわれてみれば自律神経は体のほとんどの機能の操作盤のようなものだしな〜、と納得。体が冷える原因もカギを握っているのは自律神経ですしね。

少し丁寧にいうと、自律神経のうち、日中は体を活動モードにする交感神経が優位になり、夜になると副交感神経が優位になってリラックスモードになりますよね。ところが、夜遅くまでスマホやパソコンをいじったりするような生活をしていると、頭

を活動させるために交感神経ばかりが優位に働きがちになるわけです。

交感神経はいわば体を緊張状態にするので血管も収縮。すると血行が悪くなり体のすみずみまで熱を送ることができなくなるため、どんどん体が冷えてしまう、というわけです。体が冷えるとさらに血流も滞るので酸素や栄養も十分に運べなくなり、細胞は修復できなくなり、免疫が低下し……と、そうやって不調につながります。

自律神経のバランスの乱れは免疫や内臓、ホルモンなどなど体の機能に影響を及ぼすので、だからこそ、リラックスできる状態をできるだけ作ることが自律神経のバランスを整えるのに必要なんですよね。

自律神経が乱れてしまうと、逆に副交感神経が優位になりすぎる状態＝うつを引き起こすとも聞き、意味もなく急に落ち込んだり、うつっぽかったりするのはあながち更年期のせいだけでなく、自律神経のバランスが悪いせいなのかも……とも思ったのでした。

香水や化粧品などにもよく配合されているネロリは美肌に役立つことで知られていますが、実はメディカルアロマではうつに効果が期待できるとされている精油です。

あと、マジョラムも副交感神経の働きを強化したり、ストレスや緊張をやわらげたりするのに役立つ精油。「心のバランスを崩しているときはとにかくマジョラムを」といわれるくらい、興奮しているときは神経を鎮め、不安や落ち込んだときは気持ちを上げ、心のバランスを整えてくれます。

なので、ストレスを感じたときや気分がふさぐようなときに、私はこの2つをアルコール（無水エタノール）のみで希釈してフレグランスのようにして手首や首筋につけて使っています。

というのも、ビターオレンジの花から抽出したネロリの香りの素晴らしさは、アロマの

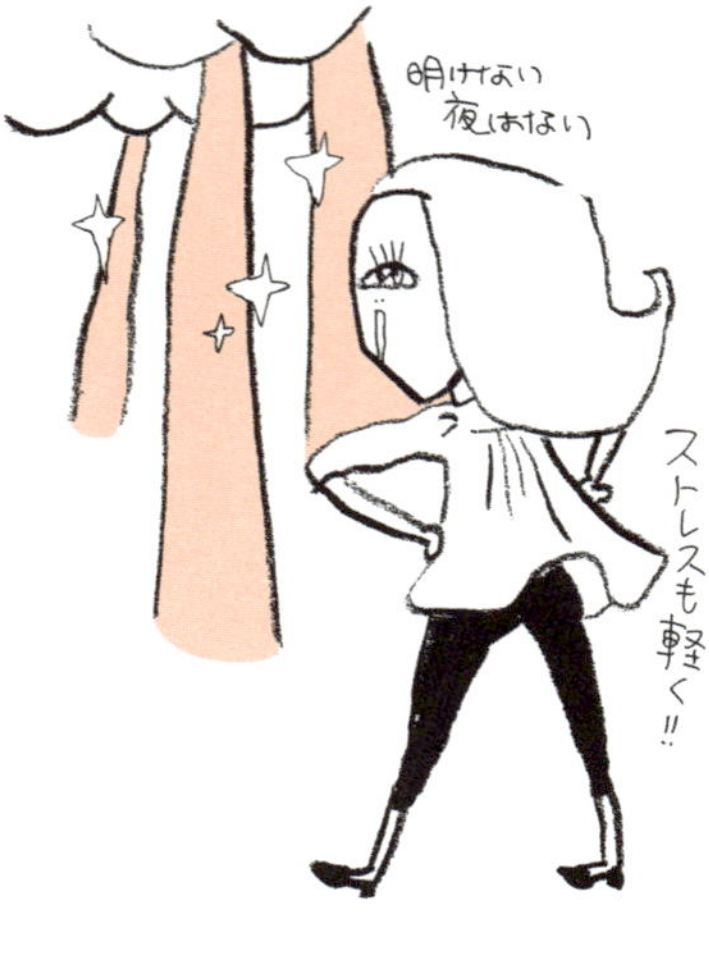

うつ・気分の落ち込みケア

★使っている精油★

【スプレー】
ネロリ／マジョラム
▶レシピはP142

中でも秀逸だから！　ふんわり甘いフローラルのうっとりするような香りなので、フレグランスのように使えばいい香りも漂わせることができるし、トゲトゲとささくれ立った気持ちも穏やかにしてくれて、いいことずくめ。

これまで紹介してきたスプレーはお水を入れますが、アルコールだけで希釈すると長持ちするうえ、精油が揮発するのを防げます（アルコール臭は時間が経つとやわらぎます）。

仕事のストレスやイライラ、精神的な落ち込みで悩んでいた人もネロリに魅了されることが多いようで、「この香りをかぐとイヤなことも吹き飛んで気分が上がる！」といいます。

「部下をお説教する前に気持ちを落ち着かせようと使ったら、相手も〝いい香りですね！〟と和み、お互い穏やかに話ができた（笑）」なんていう人もいて。なるほど～、そんな賢い使い方もあるのかと感心してしまいました。ネロリの精油はとても高価なので、「ここぞ！」のとき用。普段使いはラベンダー×マジョラムで代用しています。

実は私、原液使いもしちゃってます

精油を使いこなすことがある程度できるようになったいまでは、精油を原液でそのまま使うこともしばしば。濃い成分をピンポイントで吸収させることができるし、なによりレスキューが必要なときに即、使える手軽さが原液使いの魅力です。

といっても、原液使いは一般的にはおすすめできるものではないのですが、私がこれまで実践してきたことを知っていただくための一例としてご紹介してみますね。

アロマテラピーの教科書的な本には「精油は原液で使ってはいけません。必ずキャリアオイルなどで希釈して使いましょう」とあります。本によっては「ティートリーとラベンダーのみ原液で使ってもよい」と書いてあったりしますが、原液で使うこと

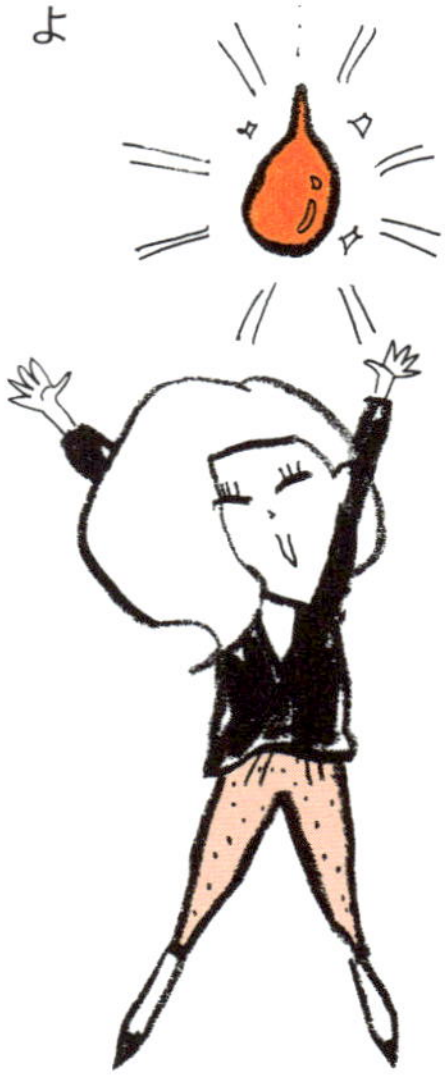

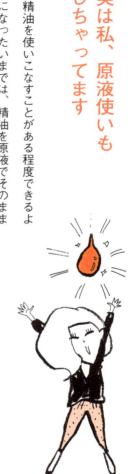

をNGとする理由は、主に皮膚への刺激が心配されるため。

確かに精油は成分が高濃度に凝縮された液体で、中にはたくさん使うのは避けたほうがいい精油もあります。

たとえば、みなさんもよく知るシナモン、タイム、クローブなどはスパイスなら気軽に料理に取り入れることができますが、精油となると成分が強すぎるため、希釈したとしても大量に使うことはまずありません。また、それほど刺激がない種類でも、精油を原液で肌につけるとかぶれたり赤みが出たりする人もいると聞きます。

私の場合は、精油の品質や安全性が信頼できること、使い慣れた精油であること、精油でトラブルを起こしたことがないことなどをふまえ、用法・用量を守って自己責任で原液を使っています。

精油のことをまったく知らない人が安易に原液使いするのは避けたほうがよいので、必ずキャリアオイルで希釈して使ってくださいね。というわけで、レシピはオイルで希釈して使う方法をご紹介しています。

ヘリクリサムでアザがみるみる消えていく

聞いたことがない名前かもしれませんが、ヘリクリサムはキク科の植物で、イモーテルとも呼ばれます。恥ずかしながら私も勉強をはじめたときはほぼ知らなかった精油なのですが、いまや特に美容に欠かせないと思っている使い勝手のいい精油！

肌の回復を促すので目元のくすみや色ムラに効果的で、肌に明るさを与えてくれます。

美白といえばレモンなどの柑橘系の精油が定番ですが、光に当たると黒くなる性質があるので（光感作作用《ひかりかんさ》という）、紫外線の多い日中は使用を避けなくてはいけないのですよね。その点、ヘリクリサムはあまり心配する必要がないので、日中も使える

内出血によるアザのケア

★使っている精油★

ヘリクリサム

▶レシピはP136

のがメリットです。

授業でフランスでの使い方を知ってからはさらに使用頻度がアップ。というのも、ヘリクリサムは血腫を散らす作用が高いということで、打ち身などの内出血にも効果てきめんなのです。

最近、衰えのせい？もあり（笑）、机の角などによく手をぶつけて知らないうちにアザができてたりすることが頻繁にあるのですが、そんなときヘリクリサムを原液で1滴、アザの部分にすり込みます。

すると、アザが薄くなっていくのが目に見えてわかったのです。いや〜、これにはびっくり。3〜4時間おきに塗っていたら、紫→赤紫→黄色と色がどんどん薄くなり、直径1㎝くらいあったアザは3日目にはほとんど目立たないほどに消滅したのでした。

いったんアザができるとなかなか消えなかった私には必須！　スピーディさはヘリクリサムのほうが断然上な気がしますが、レモンでも代用できますよ。

口内炎や歯茎の腫れに ペパーミントorレモン

プチッとできて痛い口内炎。疲れが溜まっていたり、肉食に偏っていたりするとときどき顔を出します。

あと、私は歯にインプラント（人工歯根）を入れているので、歯周病には気をつけないといけないのですが、やはり疲れていたり、歯ブラシで傷つけたりしてたまに歯茎が腫れることも。

そんなときはペパーミントorレモンの出番。ペパーミントをコップ1杯の水に1滴入れて口をすすいで清潔にしたあと、ペパーミントorレモンを1滴綿棒につけて、口内炎のできているところや腫れている歯茎のところにちょんちょんと直塗りします。

口内炎、歯茎のケア

★使っている精油★

ペパーミント or レモン

ペパーミントはスースーするので、歯に沁みて「ヒエ〜」となってしまうこともあるんですが（笑）、私の場合はこれで一晩寝るとほぼ炎症がおさまっていることが多く、ビタミン剤を飲んだりする必要性も感じなくなりました。

以前は歯茎が腫れると歯医者で処置してもらったり、抗生物質を飲んだりして治るまで1週間はかかっていたのがウソのようです。

めまいや耳鳴りはミント綿棒でケア

本章でお話ししたとおり、更年期の不快な症状のひとつが耳鳴りでした。

更年期のケアももちろんアロマでいろいろやってきましたが、耳鳴りだけは手強い難敵でなかなかおさまらず。耳鼻科でも血流や水分代謝を促したり、耳の筋肉の痙攣を抑えたりするような薬くらいしか有効な手だてはないといわれました。

耳鳴りは加齢や更年期に伴う自律神経やホルモンバランスの乱れが原因らしいので、きっとアロマは有効なはず……と、そんなとき授業からヒントを得て実践したのがこの方法。ペパーミント1滴を綿棒につけて耳の中を拭く、という簡単なものです。

あまり奥のほうに塗ってしまうとよくない気がするし、メントールの刺激が強すぎてもいけないので、耳の穴の入り口付近を軽く1~2回、綿棒を回すようにして拭きます。ペパーミントは神経系への作用も高いうえに、すっきりした清涼感があるので音がこもる感じが軽減され、耳の通りがよくなる気がします。

他の更年期ケアも同時進行していたので、これで耳鳴りがおさまったのか定かではありませんが、お風呂上がりに塗るのを習慣にしていました。

いまでもごくたまにぼわ~んと耳鳴りっぽい音がするときもあるのですが、ミント綿棒でケアするとすっきりします。

めまい、耳鳴りケア
★使っている精油★
ペパーミント

頭痛のケア
★使っている精油★
【マッサージオイル】
ペパーミント／ラベンダー
▶レシピはP139

ズキズキ頭痛がしたらこめかみに即1滴

頭痛とのつきあいはかれこれ30年くらい。

頭痛専門外来にも行きましたが、深刻な病気のサインではないとわかって放置（笑）。でも、アロマを実践するようになってから頭痛薬がほとんど減らないのが我ながらすごい！　と思っています。

その方法はというと……ズキズキしてきたら、こめかみのあたりにペパーミントを1滴つけるだけ。目に近いところにつけてしまい、メントールの刺激で涙が止まらなくなった失敗もあるので、なるべく目から遠いところにつけるようにしています。

頭痛がしているところ、塗って気持ちのよいところにつけて、なじませるように軽くマッサージ。ペパーミントはリフレッシュ効果もあるので、目も冴えてきて頭のすっきり感が断然違います。

それでも痛みが続くときはさらにラベンダーを1滴重ね塗り。ラベンダーは偏頭痛を和らげることでも知られています。

友人にはペパーミントとラベンダーをキャリアオイルで希釈したものを作ります。ロールオンタイプのボトルに入れて、首筋～肩にも塗るとコリもゆるむし、リフレッシュにもなるので一石二鳥と喜ばれています。

虫さされやニキビ……皮膚のトラブルにラベンダーが活躍

肌がかゆくて無意識のうちに掻きむしってしまうこと、ありますよね。

でも、掻くと内出血の跡がいつまでも残ってしまって見た目にもきれいじゃない！

というわけで夏は虫よけを徹底している私ですが、それでもさされてしまったときはラベンダーを1滴さされた部分にだけピンポイントでつけます。

虫さされ・ニキビのケア

★使っている精油★

ラベンダー

▶レシピはP136

ラベンダーにはかゆみを和らげる作用や腫れを抑える作用があり、かゆみがすうっと引くので、掻きむしるのを防ぐ手段としてすこぶる有効でした。

衣服で隠れていないところを蚊は狙ってくるので、素足になる夏は足元がキケン！去年の夏、虫よけスプレーをうっかりつけ忘れてヤブ蚊にもれなく足首をさされ、たちまちプクーッと腫れたので「跡が残るの確実だな～」と思っていましたが、かゆみがぶり返すたびにラベンダーを塗っていたら、1時間くらいで腫れもひき、2日くらい経つとさされたところがほとんど見えないくらいの小さな点に。

その後も跡がまったく残らなかったので、かゆみ対策がひとつできた！ということで、ニットのチクチクで肌がかゆいとき、手湿疹ができたときなどにも幅広く使っています（ただし、アレルギー性のかゆみにはローマン・カモミールが適任！）。

また、ラベンダーは抗菌＆抗炎症作用が高いので、やけど、切り傷、ささくれ（いずれも軽い症状のとき）のほか、小さいニキビがポチッとできたときにも大活躍。

ニキビのケアは洗顔後、ラベンダーを含ませた綿棒をニキビにちょんちょんとつけて放っておくだけ。小さいものなら2日くらいで消えていることもしばしばです。

イボがポロッと取れちゃった！

首まわりなどにプチッと繰り返しできて気になるイボ。きっとみなさんも1つくらいはあったりするのでは？

首にできるイボはほとんどが老化によるもので、紫外線や摩擦によっても盛り上がってしまうとのこと。

私の場合は肌からぴろ～んとぶら下がるくらい（笑）成長してしまったので、はと麦のエキスであるヨクイニンが効果的と聞いて内服していた時期もありました。でも、長く薬を飲むのは抵抗があったので、アロマの中にもイボに効くものがあると聞いて試してみることに。

それがクローブの精油です。原液1滴をイボのあるところに毎晩コツコツ塗って4

イボのケア
★使っている精油★
【ケアオイル】
クローブ
▶レシピはP137

ヵ月くらい経ったある日、その「ぴろ〜ん」がなくなっていたのです！

強く引っ張った程度では取れないので、物理的に取れたワケではないことは確信しました。平らなイボにも塗っていたのですが、面積がどんどん小さくなっている感じで期待大！　イボはウイルス感染なので繰り返しできたり、イボができた近くに新しくできたりすることが多いため、予防の意味でケアを継続中です。

ちなみに私の世代であれば家庭の薬箱に必ずあった虫歯の痛み止め薬「今治水《こんじすい》」もクローブ（チョウジ）が主成分の一つだそうです。なので、私は歯茎が腫れたときもクローブの精油を入れてうがいをしたりします。クローブは刺激が強いのでたくさん使うことはありませんが、麻酔作用があるので肩コリや筋肉痛のケアオイルにも数滴入れると、ジンジンしびれるような感じでジワ〜ッと筋肉がほぐれます。

余談ですが、私はクローブをゴキブリよけにも活用しています。スパイスのクローブ2〜3個を、排水溝や食品庫、玄関などヤツらが出没しそうなところに置いておくだけ。夏になると時々ベランダまわりをうろついていたゴキブリを最近は見かけなくなりました。

Column 2

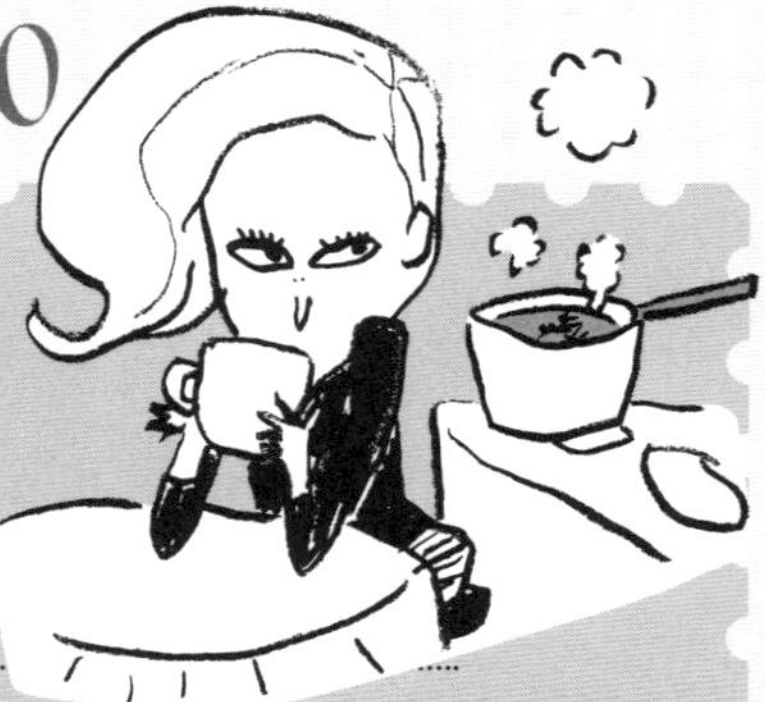

ハーブ&スパイスでもアロマ効果を狙う

胃腸や更年期のケアのところで少し触れましたが、レッスンの中で薬用ハーブのすごさにも開眼した私。

精油の中にはローズマリー、ローレル、バジル、クローブ、オレガノ、セージなどなど、おなじみのハーブやスパイスも多くありますが、肉の臭みをとるなど香りづけ以外にもいろんな薬効を持つことを、恥ずかしながらアロマを勉強してはじめて知ったのでした。

薬効成分をより浸出させるためには煎じたり、蒸らしたりするほうがよいのですが、ものぐさな私には正直面倒でした。でも、お腹が痛かったとき、フェンネルをいつもよりしっかり煮出して飲んだら痛みがピタッ!と止まったことがあって、本気の力を出すには手間も必要だわ〜、と思ったのでした。ほんと、私の虚弱な胃腸はハーブに助けられているといっても過言ではないかも……。

ハーブは食事で簡単に取り入れられて、しかも二次利用ができるという点もすぐれもの!　たとえば朝、カモミールティーを飲んだ残りにコットンを浸して冷蔵庫に入れておき、夜はそれを目元のパックに活用。カモミールは鎮静作用が高いので目の疲れがとれる感じで、まぶたの重みもすっきりします(年々、まぶたが下降していくし〜)。

あと、セージは弱火で5分くらい煮出し、冷ましたものを洗髪の最後のすすぎに使います(これも飲んだあとの残り)。フランスではセージの精油はハゲの特効薬(笑)ともいわれているそう。頭皮のアロマケア(P117参照)と併用して続けていたら、少しずつ生えてくる髪がしっかりしてきたような実感も。ハーブを煮出して余ったものはお風呂に入れたりもします。

そんなわけで、ハーブ&スパイスにもハマり中です。

第3章●私のレシピ公開 精油はこうやって使っています

私が毎日実践していること あれこれ

朝 Morning

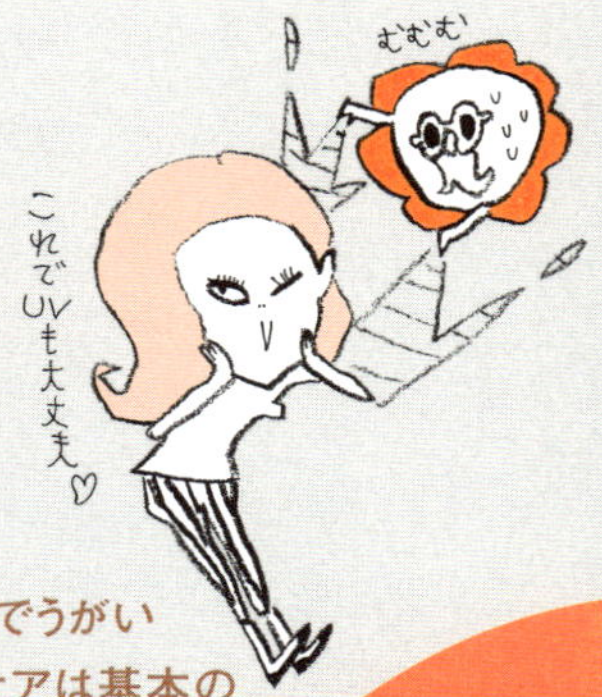

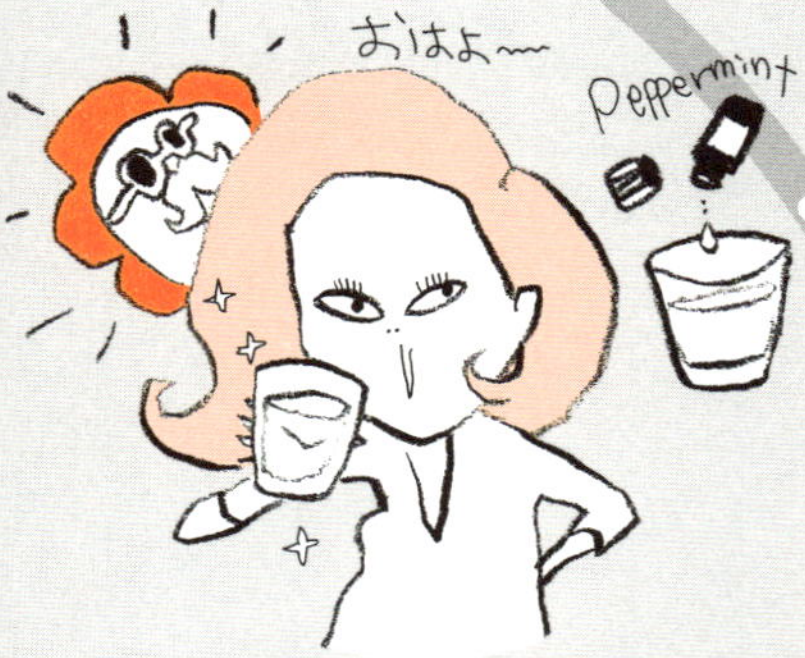

- 朝起きたら ペパーミントでうがい
- スキンケアは基本の 美容オイルと アロマのUV下地で

日中 Daytime

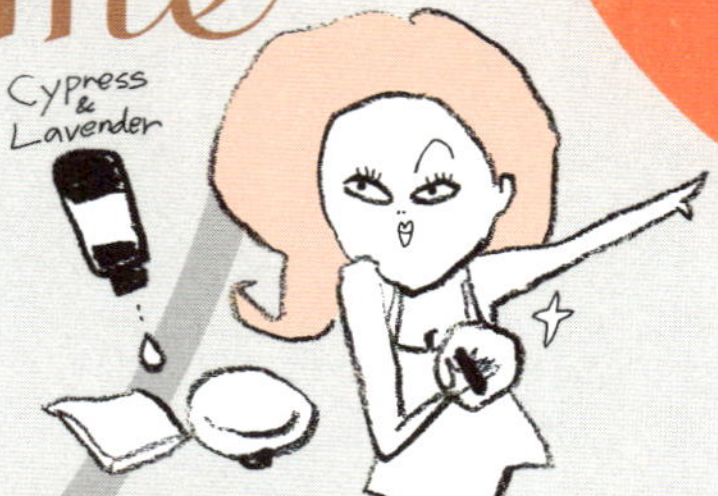

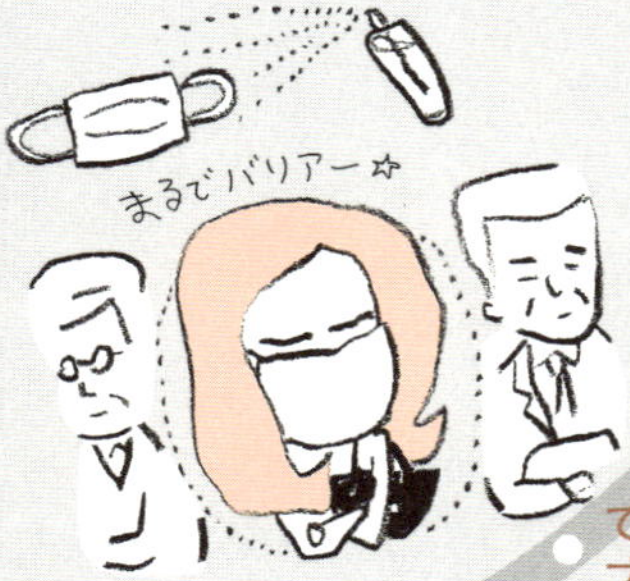

- 脇汗対策に ボディパウダーにサイプレスを1滴
- でかける前、傘や ブーツに消臭スプレー
- 冬は風邪& インフルエンザ予防に マスクに抗菌スプレー

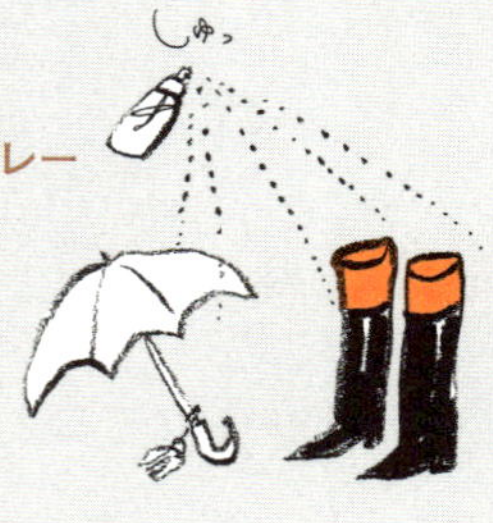

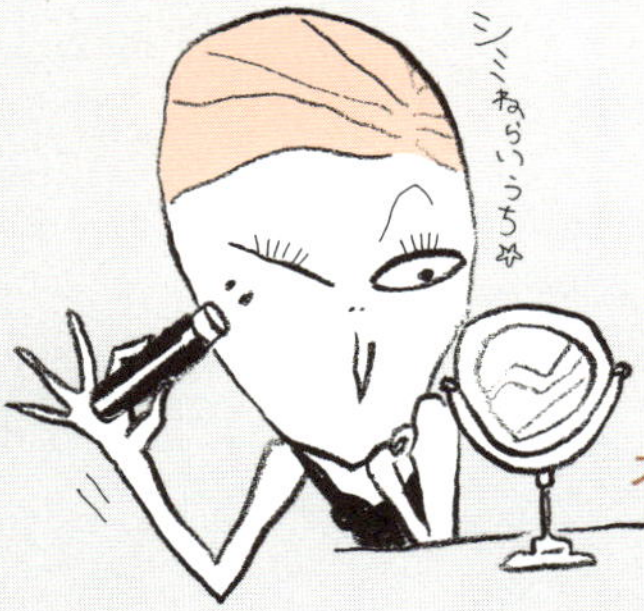
シミねらいうち

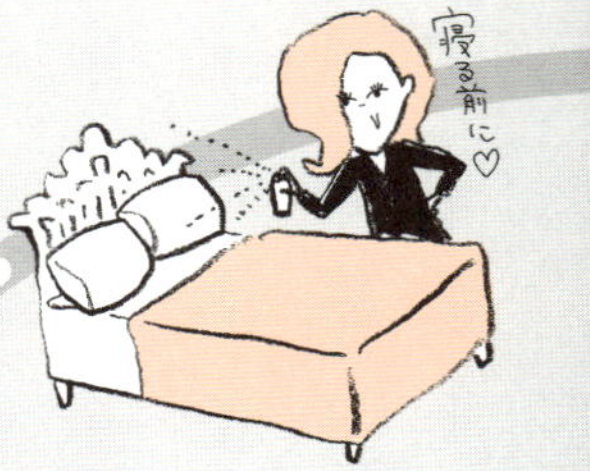
寝る前に♡

寝る前は
安眠のための香りを

夜の
スキンケアは
美白どき!

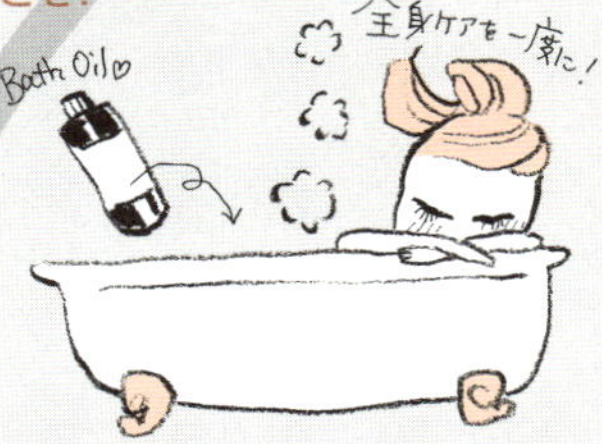
Bath Oil♡
全身ケアを一度に!

バスオイルで
全身のケアを一気に

衣類の消臭には使用済みの
精油ボトルを再利用

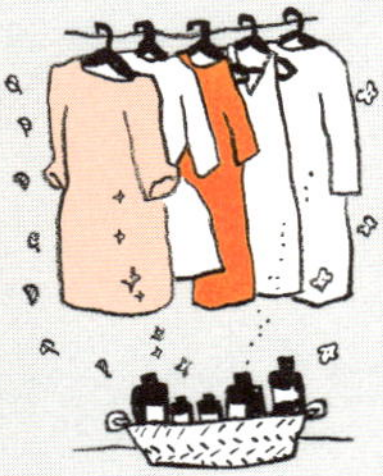

Night 夜

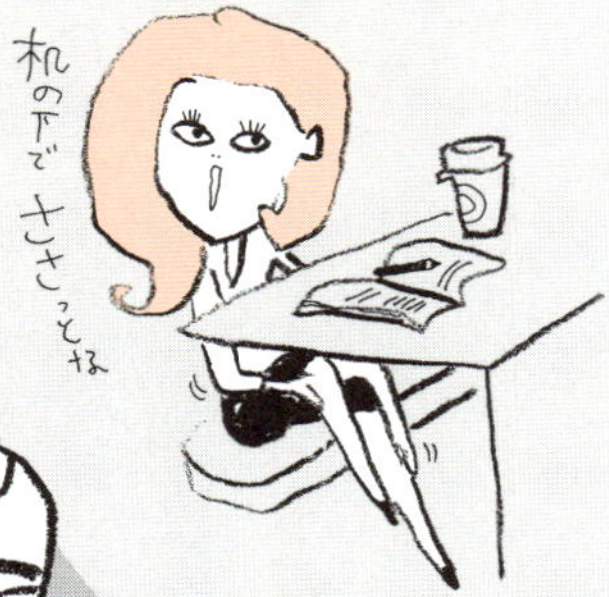
机の下でささっとな

夕方の脚に塗ってむくみ予防

パソコン疲れに
肩コリ・首コリオイル

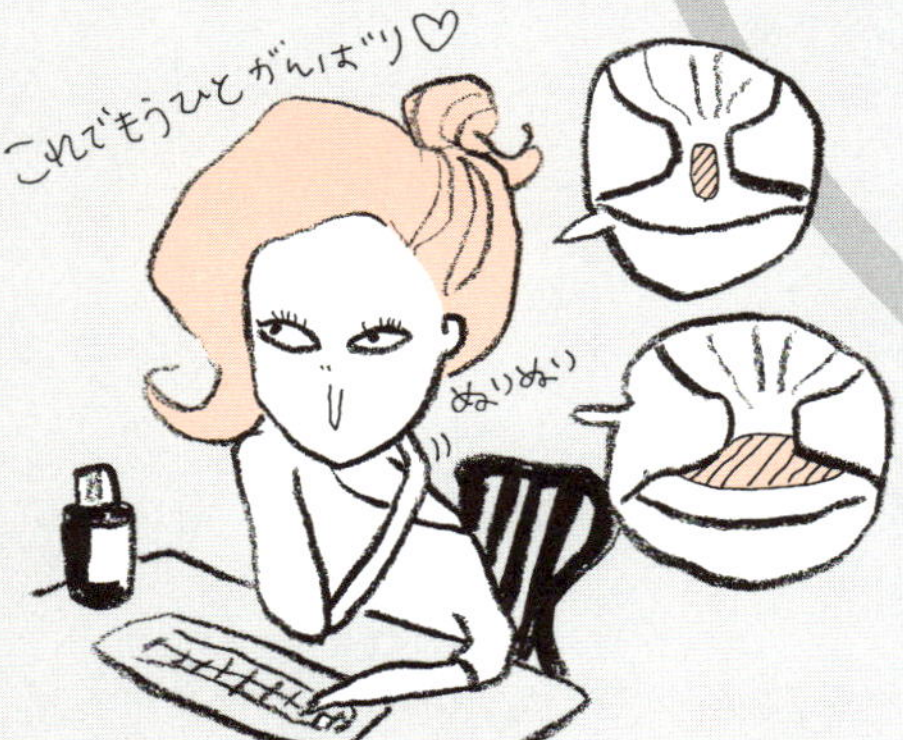
これでもうひとがんばり♡
ぬりぬり

急なトラブルはラベンダーで対処

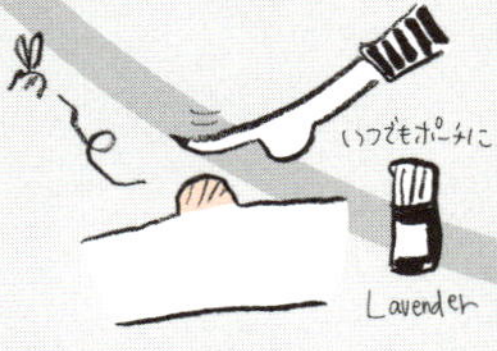
いつでもポーチに
Lavender

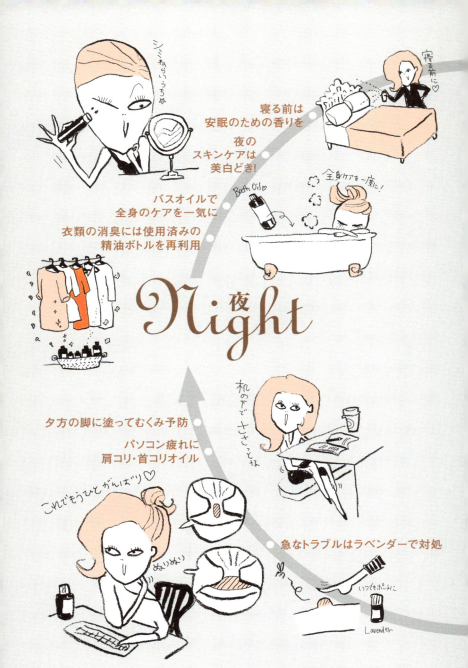

起きてから寝るまで！　私のアロマフル活用術

前ページのイラストのように、朝起きたときから就寝までアロマをフル活用している私。体調管理やスキンケア以外にも、アロマのいい香りを手っ取り早く活用できるのが消臭。アロマはニオイ問題にもすこぶる役立ちます。

たとえばお客様が来るときはピンポンが鳴ったと同時に玄関先や部屋にアロマをスプレーしておくと、「わあ、すごくいい香りね～」となること確実。玄関にある傘なんかも意外と蒸れて臭うので雨の日は傘にもシュッ。また、枕のニオイも気になるお年頃なので（笑）、ベッドリネンにもスプレーしておくと清潔感を保てます。

どの精油にも抗菌・消毒作用があるので、好きな香りや余ったもので十分。もちろんアロマディフューザーなどを使ってお部屋にアロマを焚くのもよいのですが、スプレーは持ち歩けるのが利点です。

ほら、タクシーとか密閉された空間のニオイが悲しすぎるとき、ありますよね。アロマの芳香スプレーは香水ほど残り香が強くないし、ハンカチにシュッとすれば香りがほんのり拡散して、自分のまわりだけさわやかになります。

ちなみに我が家は衣類の防虫・抗菌もアロマで。外出先から帰ったらコートなどはホコリや汚れを落として、クローゼットへ。というのもクローゼットには使用済みの空の精油ボトルが大量に並んでいるから。密閉された空間なら2週間くらいは香りが漂うので、シューズクロークにも同じように使用済みボトルを置いています。

旅先のホテルではラベンダーをコットンに2〜3滴垂らしたものをクローゼットに入れておくと、じめじめこもったようなニオイが服につくのを防げますよ。

あと、口臭予防としてコップ1杯の水に、抗菌作用が高いペパーミント1滴を入れて口をすすぐのも日課です。寝起きの口の中は雑菌だらけで、一説によると肛門より汚いらしい〜〜（!!）。朝起きたら洗面所に直行してミントうがい。これで安心してごはんも食べられます（笑）。さらに脇汗のニオイが気になるときは、サイプレスかラベンダーの精油を1滴コットンに落とし脇をぬぐいます。ボディパウダーに混ぜてもOK。抗菌作用が持続するし、サイプレスは汗止めにもなるので夏は大活躍です！

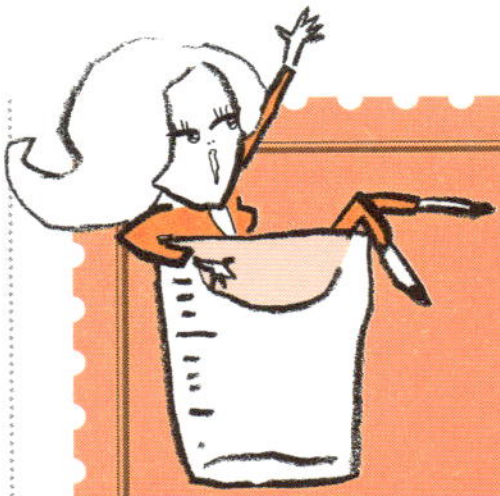

アロマを作るうえで

知って おきたい こと

間違った使い方をしない

日本では精油の飲用は認められていないので、精油を飲んだり、目に入れたりするのは絶対にNGです。また、一度に精油を1本まるごと使ってしまうような極端な使い方も、間違いを起こすもと。必要以上に精油を怖がることはありませんが、妊娠中や病気治療中の方、乳幼児などは使わないほうがいいとされている精油もあります。禁忌については精油を取り扱う販売店や専門家などに確認してください。

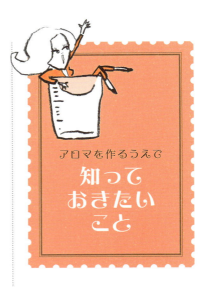

精油の保管について

精油は揮発性があり酸化しやすいため、光が入る窓辺に置いたり、暖房の利いた場所に置いたりすると変質してしまうことも。夏は特に注意が必要です。精油ボトルのスクリューキャップをきっちりと閉め、冷暗所で保管します。キャリアオイルに溶かすと揮発するのを食い止められるので、私はよく使う精油はあらかじめキャリアオイルを混ぜて保存することがあります。

皮膚の弱い人は事前にパッチテストを

この章でご紹介するのはあくまで私が使用しているままのレシピです。肌が弱い人、化粧品や精油で皮膚にトラブルを起こしたことがある人は、キャリアオイルや精製水で3〜5倍程度に薄め、目立たない部位でパッチテストをしてから使うことをお願いしています。アロマは日本では薬効を保証されていないので、あくまでセルフケアとして自己責任において使用するものであることを知っておきましょう。

目的を記入し、ブレンドした日付もわかるようにしておくと管理がラク。ちなみに容器は清潔な状態で使うことが大事。精油やキャリアオイルは水で洗っても落ちないので、洗浄には食器用洗剤と無水エタノールを使います。

本物の「精油」であるか、ラベルをチェックして

スキンケアやヘルスケアに活用する場合、購入する際は「精油」or「エッセンシャルオイル」と書いてあるものを選びましょう。「アロマオイル」「フレグランスオイル」「ポプリオイル」などの多くは精油とは異なるもの。化学的に合成された香りだったり、基剤で希釈されていたりして、精油とは違う目的で販売されています。100%天然成分のものは、精油またはエッセンシャルオイルと表示されていることが多いので、販売店に確認するなどして間違えないように！

目的と使いやすさで作り分ける

皮膚に浸透させるならオイル、吸入するならスプレー、肌に密着させるならクリーム、というように精油は希釈する基剤を替えることで、さまざまな目的に合ったものを作ることができます。たとえば、保湿用のフェイスオイルをミツロウで固めればクリームに早変わり。フェイスオイルと同じ精油をバスオイルに混ぜれば、保湿入浴剤の出来上がりです。

長く使うものは遮光容器に入れる

精油は光や熱に弱く酸化しやすいので、一度にたくさん作らないほうが無難。フェイスオイルなどは50㎖作れば1～2ヵ月持ちますが、長く使うものはガラスの遮光瓶に入れるのがベストです。できればボトルにシールを貼って「美白用フェイスオイル」など用途や

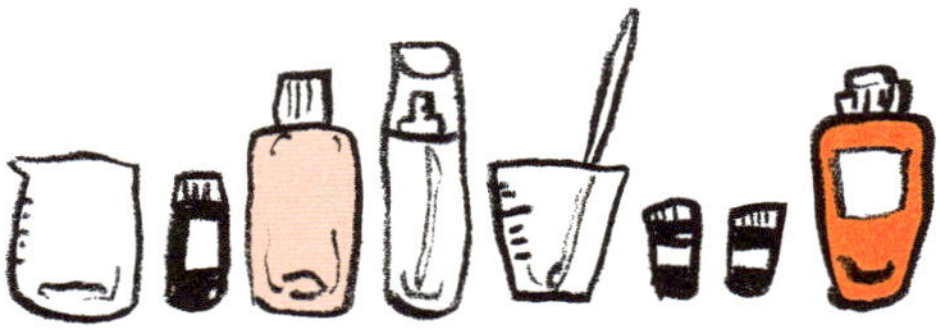

初心者が使いやすい3つのタイプを紹介

アロマオイルの作り方の基本

1 一番ベーシックな方法! キャリアオイルで希釈する

使用頻度が高く、肌に精油を浸透させるのに最もポピュラーな方法。精油をボトルに入れてキャリアオイルで薄めるだけと手間要らず。（正式にはビーカーを使います。P101参照）キャリアオイルとは名前の通り、精油の成分を肌の奥へと届ける〝運び役〟で、ベースオイルとも呼ばれます。

キャリアオイルに適した油はたくさんあるのですが、使用感、浸透性、作用はそれぞれ特徴があるので、季節や目的によって使い分けます。

オメガ9系のマカデミアナッツオイル、アルガンオイルなどは酸化しにくく、べたつきのないテクスチャーも◎。ホホバオイルは天然のワックス効果があるので私はそのまま毛先につけたりしてヘアケアにも活用。アプリコットオイルはサラサラとした使用感が特徴で、ラズベリーオイル同様、紫外線対策に役立つことが知られています。

あと、精油をダイレクトにお風呂のお湯に入れる人がとっても多いのですが、精油は水に溶けません。精油がまとまって肌に付着してしまう可能性もあるので、専用のバスオイルで希釈してアロマバスを楽しみましょう。

トリートメントオイル・アロマバスオイルの作り方

1. 精油をボトルに入れる
2. 作りたい分量のキャリアオイル（orバスオイル）を入れる

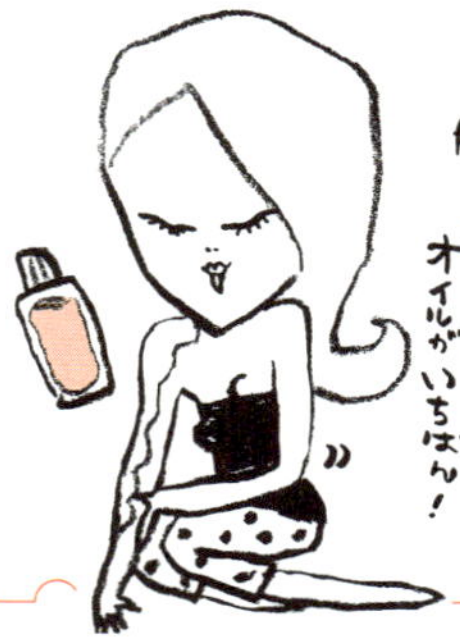

2

とっても便利！シュッとひとふきするだけのスプレー

精油を無水エタノールと精製水で希釈する方法。香りを拡散したい場面や鼻から香りを吸い込みたいときに持ち歩けるスプレーは便利です。風邪予防、アレルギーケア、消臭、フレグランスなど幅広い目的に使えて、しかも作り方も思うより簡単。

ブレンドした精油と5㎖程度の無水エタノールをよ～く混ぜて精油を溶かします（精油＝油は水には溶けないので、水となじませるためのアルコールが必要）。精油がエタノールに溶けたらスプレーボトルの残りの分量の精製水を入れれば出来上がり。使用する際はボトルをよく振ることがポイント。香りを均一に拡散でき、ノズルづまりも防げます。

ちなみに無水エタノールは、消毒用エタノールとは違うので注意！手作りコスメに適した無水エタノール（できれば植物由来のもの）と精製水はドラッグストアなどで簡単に手に入れることができて値段も手頃です。植物性無水エタノールが500㎖2500円程度（1回の使用量5㎖でスプレー100本作れる計算）、精製水は500㎖100円程度です。水が入っているので、作ったあとは2～3週間で使い切るようにします。

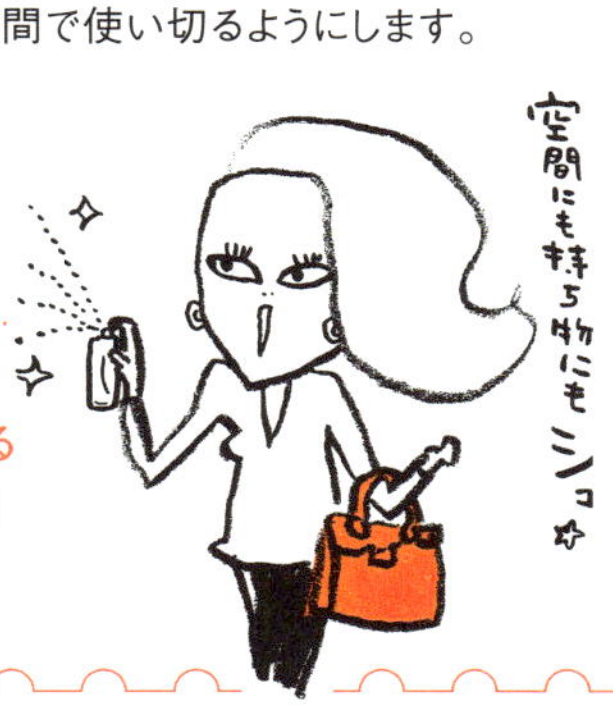

アロマスプレーの作り方

1. 精油をボトルに入れる
2. 無水エタノール5㎖を入れて混ぜる
3. 精製水を入れ、よく振って使用する

3

ひと手間かけるだけ！ リップクリームなどの練りコスメ

初心者にはほんの少〜しハードルが高くなってしまうかもしれませんが、不器用な私でも簡単にできたので、覚えておくと便利。シミのケアなどに使い勝手がいいスポッツケア、ネイルケア、ハンドクリーム、リップクリームなどを作りたいときの、ミツロウを使う方法です。

鍋に少量のお湯を沸かし、沸騰したら火を止めます。耐熱ガラスにキャリアオイルとミツロウを入れ、鍋の中で湯煎します。ミツロウが完全に溶けたら精油を入れて素早く混ぜます。温かいうちに間髪いれずに容器に移し、そのまま静かに放置。冷めてミツロウが固まったら完成です（精油は可燃性があるので火に近づけないよう注意！）。

ミツロウは冷めるとみるみる固まっていくので、こればかりは時間勝負。容器も精油もあらかじめ用意しておくのがポイントです。慣れればたいした手間にはなりませんし、リップクリームなどはプレゼントするととても喜ばれます。

ミツロウとはミツバチの巣から採取される天然のワックス。手作りコスメの材料としてポピュラーなので、比較的手に入りやすいです。

アロマクリームの作り方

1. 鍋に少量の水を入れ、沸騰したら火を止める
2. 耐熱ガラスにキャリアオイルとミツロウを入れ、湯煎してミツロウを溶かす
3. 精油を入れて混ぜる
4. 素早く容器に移して冷ます

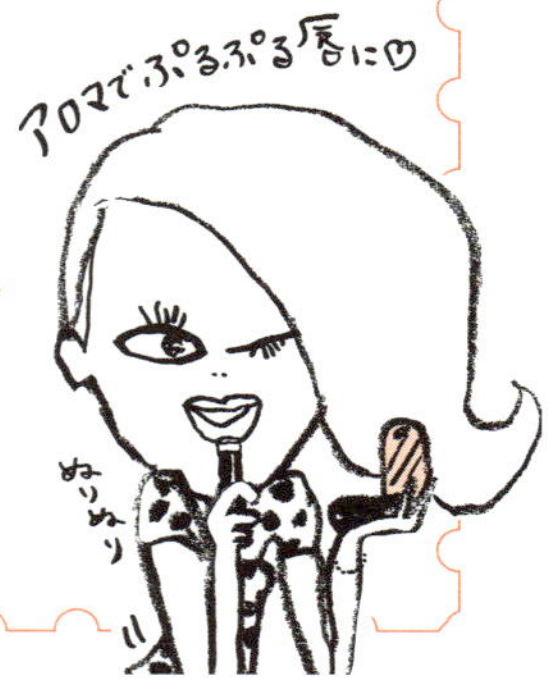

page 101

Column 3

わずらわしい お道具問題を解消する ものぐさ技

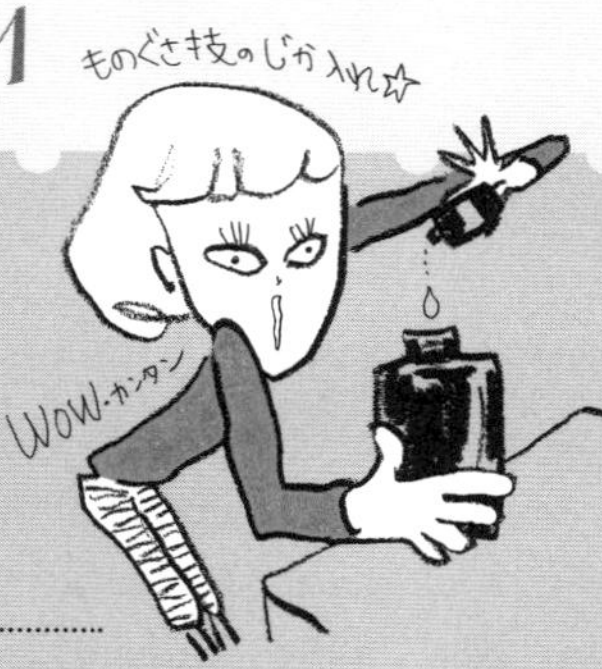

「精油を使ってみようかな？」と思って、いざ始めようとするとやってくるのは、道具を揃えなくてはいけないというハードル。

アロマを本格的に勉強する人は別として、たいていの人は何をどこで買えばいいのかわからず、この最初の一歩でつまずきます（笑）。

精油をブレンドするときに最低限必要なのは、ガラスの計量ビーカー（30mℓとか50mℓ）と混ぜるのに使うガラス棒、そして作ったものを保存するボトルです。

が！　ビーカーとガラス棒は料理に使う計量カップや計量スプーン、マドラーなどで代用できます。精油はプラスチックを溶かしてしまうものがあるので、耐熱ガラスかステンレスであればOK。

でも、それすらも揃えるのはキビシイ～という人の究極のものぐさ技としては、保存するボトルの中で作ってしまう手も。ボトルはたいてい５mℓ、10mℓ、30mℓ、50mℓなどと容量が決まっているので、計量する手間が省けます。たとえば５mℓのボトルに精油を落とし、キャリアオイルを入れてよく振れば５mℓのトリートメントオイルが完成。30mℓのスプレーを作るなら、精油を入れてボトルの６分の１くらいのところまで無水エタノールを注ぎ、精油を溶かしたらボトルの上まで精製水を入れるだけ、というわけです。

たいていのボトルは容量以上に入るのですが、キャリアオイルや精製水が少し多くなるぶんには問題ないので、そこまで誤差にシビアになる必要はないと思います。アロマを学ぶ立場としてはあるまじき行為と叱られそうですが、私もすぐに使いたい緊急時とかにやっちゃってます（笑）。私のまわりの人からも「なんかいい方法ない？」とたくさん質問があったのでご紹介してみました。

スキンケア&ボディケア編

さて、ここからは私が普段行っているケアのレシピの一部をご紹介していきます。

ちなみに精油1滴はおよそ0・05㎖。なので、5㎖入りの精油なら1本で100滴、10㎖入りの精油なら200滴使える計算になり、いろいろなケアに使っても結構長く持ちます。で、実際アロマを作るときは、どのくらいの濃度にするかを決め、何㎖のキャリアオイルに対してそれぞれ精油を何滴入れる、といった割合なども計算するのですが、ここでは私が普段使っている作りやすい分量で、精油の量もひとめでわかりやすいよう滴数で書いてみました。

まず、女性なら気になるスキンケアとボディケアから。

第2章でもお話ししたとおり、肌のお手入れは保湿重視のごくシンプルなケアに行き着いた私。基本の美容オイルにブレンドしている精油はローズゼラニウムとラベンダーの2種類です。

手作りコスメといっても気が抜けるほど簡単ですが、費用対効果もふまえつつ(笑)、いろいろ試して使いやすいなと思った精油がこの2つでした。しかもボディケアに使うオイルも同じブレンド。一本作れば全身のケアができちゃいます。

肌は季節などで調子が微妙に違うので、この基本のオイルを50~100㎖くらい作っておき、そこにシワやくすみに役立つ精油などを肌の状態に合わせて足したり、夜だけシミのスポッツケアをプラスしたりする、といった具合。ボディは脚のむくみや疲れをケアするものなど、目的別のオイルを作っておき、その都度使い分けるようにしています。

気をつけたい点としては、柑橘系の精油は紫外線に当たると黒くなる性質があるので日中の使用には注意が必要なこと。また柑橘系の精油は特に劣化しやすいので、短期間で使い切るようにします。もちろん、トラブルを避ける意味でも、肌の様子を見ながらケアすることは、化粧品と同じですね。また、キャリアオイルは使用感にも関わってくるので、ここはケチらず（笑）、テクスチャーや肌なじみなども吟味してできるだけ質のいいものを選ぶことが大切だと思います。

レシピは1〜3種類の精油を使うベーシックなケアに加え、中には5種類くらいの精油を使うちょっとメディカル仕様なレシピもあります。聞いたことのない名前の精油もきっとあると思いますが、ご参考までに公開してみました。

「こんなたくさんの精油、使えない〜」という人は、精油1本からでも始められます。私的にいまも使用頻度の高い、ラベンダー、ペパーミント、レモンをそれぞれシングル使いする簡単な方法から紹介していきますので、気軽にアロマを体感してください。

!

Attention

レシピを実行する前に必ず読んでください。

※精油は正規輸入品のドクターヴァルネ製品を使用していますので、それ以外の精油を使う場合は、一般的に推奨されている1%の濃度で使用してください。基剤5mlに対して精油1滴、10mlの場合は2滴、30mlの場合は6滴、50mlの場合は10滴の割合が、濃度1%となります。

※100%天然の精油とは異なる目的・種類のアロマオイル、フレグランスオイルなどは使用しないように注意してください。

※精油の中には妊産婦や乳幼児、病気治療中の人などが使えない精油もあります。使用に当たっては、専門店や専門家に注意点などをよく聞いて、自己責任において楽しんでください。

※肌にトラブルが起きたり、体調が悪くなったりしたらすぐに使用を中止し、医師の診察を受けましょう。

※本書の著者ならびに出版社は、本書で紹介したアロマテラピーを実践したことによる万が一のトラブルに対し、一切の責任を負わないものとします。あらかじめご了承ください。

初心者のための精油ガイドその1

最初の1本は何を買えばいいの？

いざ始めようと思っても種類がたくさんあって、
どれを選んでいいか迷ってしまいますよね。
まずは私が初心者の頃から愛用している
いろいろなケアに使えて、使い勝手がいい
代表的な3つの精油をご紹介します。

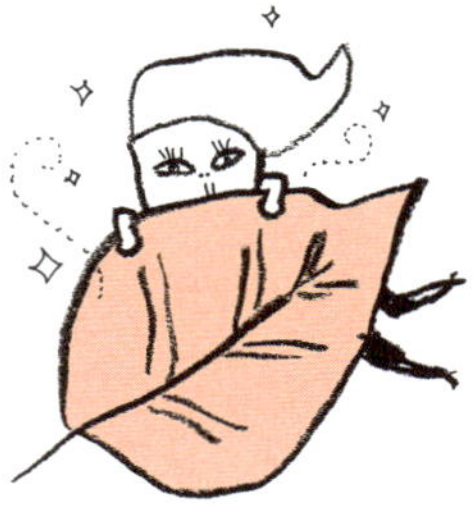

持っていて便利な精油トップ3

1

使用頻度No.1。いつでもどこでも役立つ万能アロマ

ラベンダー

おおげさではなく、この精油には毎日お世話になっています。そして助かっています。これまでもラベンダーのことはたくさん触れてきましたが、神経や免疫への働きかけ、リラックス効果が極上なこと、鎮静・抗菌作用が飛び抜けて高いことなどから皮膚のトラブル、メンタルケア、女性特有のケア、風邪予防などなど、日常のどんなシーンにも幅広く活躍させている精油です。

ラベンダーは香りが素晴らしいので女性に好まれる、というのも使い勝手のよいところ。ちなみにラベンダーにはいくつか種類があるのですが、私がいうのは真正ラベンダーのことです（ラベンダーファイン、または学名Lavandula angustifoliaなどと表示されている）。他の精油がなくても、ラベンダーさえあれば大抵のことはできてしまうのでは？　と思うほど手元においてソンはない精油です。

★ラベンダーを使ってできるケア★　フェイス・ボディケア、安眠ケア、消臭、風邪予防、花粉症のケア、月経時のケア、更年期のケア、虫さされ・ニキビのケア、デリケートゾーンのケア、頭痛のケアなど

2

さまざまな不調に役立つ〝振り幅〟が魅力

ペパーミント

ラベンダーとあわせて私がいつも持ち歩いている精油がペパーミント。実はラベンダーと同じシソ科の植物で、みなさんもご存じの目の覚めるような清涼感の源はメントールという成分です。

ペパーミント1本あれば、集中力が切れたときのリフレッシュ、胃腸のケア、頭痛のケア、コリや筋肉痛のケア、花粉症・アレルギーのケア、風邪予防などに幅広く活用できて本当に〝使える〟精油です。ただし、ピリッとした刺激があるので、フェイスオイルには不向き。ボディオイルに大量に入れて全身に塗ったりするとスースーして体が冷えてしまうこともあるので(そのかわり暑い夏は首元などにちょっとつけると気持ちいい!)、はじめはスパイス的な感じで少量で試すのがいいと思います。

★ペパーミントを使ってできるケア★ フットケア、花粉症・アレルギーのケア、更年期のケア、頭痛のケア、コリ・腰痛のケア、胃腸のケアなど

3

オールマイティに使える手堅い1本

レモン

フレッシュな香りがおなじみのレモン。風邪の予防や美肌のためにビタミンCを積極的に摂る人は多いと思いますが、レモンの皮に含まれるリモネンという香りの成分には幅広い作用があるといわれています。

交感神経を刺激して血行を促進するほか、脂肪を分解する酵素の分泌を促すのでダイエットにも役立つし、胃腸や肝臓の働きもサポート。むくみのケア、肌のシミやニキビのケアオイルにもよくブレンドする精油です。ただし、柑橘系の精油は光に反応して黒くなる性質があるため、肌が露出している部分への日中の使用は控えるのがお約束です。

★レモンを使ってできるケア★ フェイス(美白)ケア、むくみケア、角質ケア、ネイルケア、更年期のケア、お尻のトラブルケアなど

まず精油1本から始めてみよう!

初心者でも簡単に作れるシングルブレンドオイル

アロマをやってみたい人は手始めに、1種類の精油をキャリアオイルで希釈してシングルブレンドオイルを作っておくととっても便利。特にラベンダー、ペパーミント、レモンはそれぞれシングルユースする場面も多く、手のひらに少量出して他の精油をちょんちょんと足せばあっという間にブレンドオイルができるので、手間も省けて多目的に活用できます。この3つは肌トラブルや痛みなどに即対応できるオイルなので、私はアロマに慣れたいまも作り置きしています。

作り方

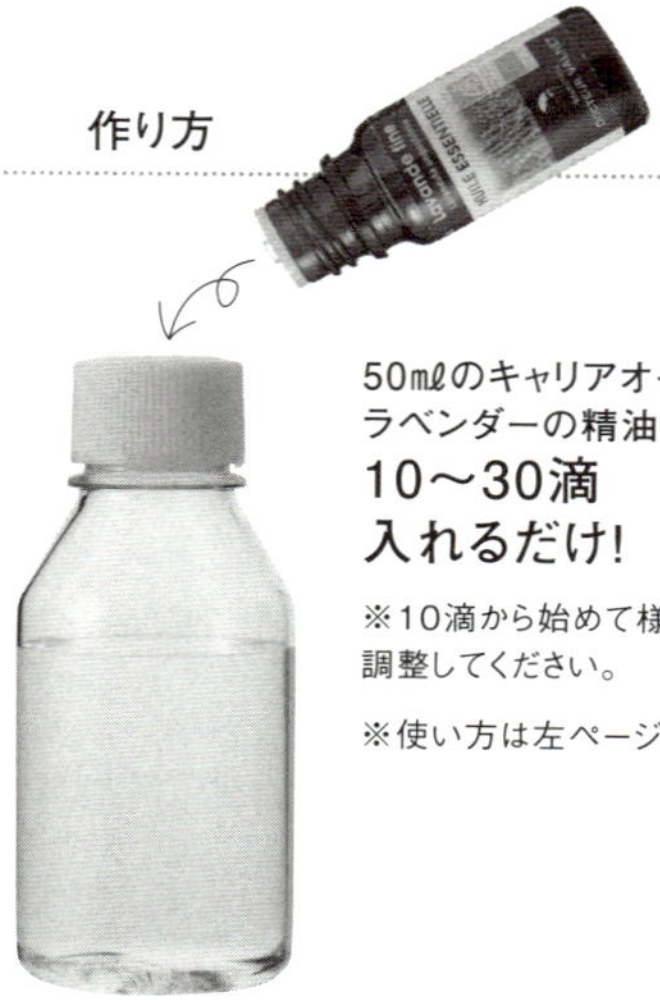

50㎖のキャリアオイルに
ラベンダーの精油を
10〜30滴
入れるだけ!

※10滴から始めて様子をみて調整してください。

※使い方は左ページを参照。

ラベンダーの
シングルブレンドオイルが
完成!

ペパーミント、レモンの精油を同じ方法で作っておけば左ページのように使えてさらに便利!

そのままでも使えるし

精油を足せばケアの幅が広がる!

シングル使いや他の精油を混ぜる以外に、シングルブレンドオイル同士を組み合わせて使う手も。たとえばラベンダーオイル×ペパーミントオイルは頭痛や脚の疲れの強力な味方に。ラベンダーオイル×レモンオイルは日焼けやニキビ肌の鎮静に、ペパーミントオイル×レモンオイルは胃腸の不快感や脚のむくみをすっきりさせるのに役立ってくれますよ。

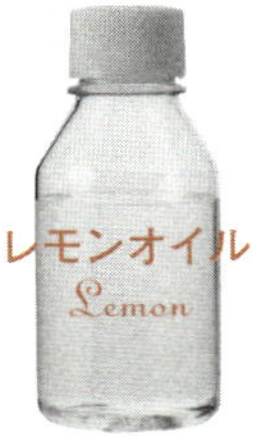

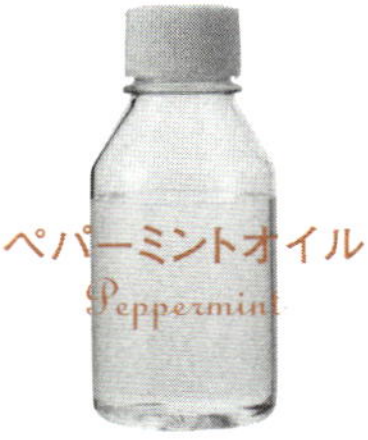

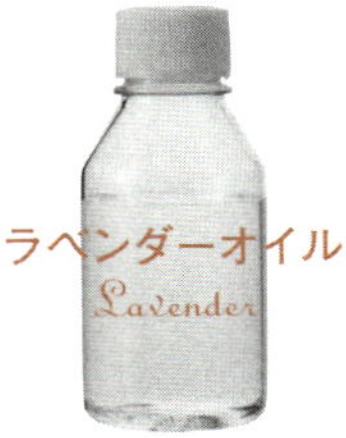

そのまま使えばこんなケアに!

レモンオイル	ペパーミントオイル	ラベンダーオイル
・シミ対策 ・イボのケアなど	・肩コリ ・胃痛、頭痛など	・スキンケア ・リラックス ・虫さされ ・頭痛、生理痛など

他の精油を足せば、さらに幅が広がる!

レモンオイル	ペパーミントオイル	ラベンダーオイル
・むくみのケア ・お尻のトラブルケア ・更年期のケア ・角質ケアなど	・腰痛 ・足のだるさ ・胃腸のケア ・花粉症・アレルギーのケアなど	・月経時のケア ・UVケア ・更年期のケア ・風邪予防など

スキンケア&ボディケア編

Recipe 1
トリートメントオイル

基本の保湿ケア
（フェイス&ボディ） 50mℓ

- ローズゼラニウム …… 15滴
- ラベンダー …… 10滴
- キャリアオイル …… 50mℓ

Point!

- 肌を引き締めハリを導くローズゼラニウムと、皮膚の細胞の成長を助けるラベンダーを基本に
- ボディの保湿にも併用できる
- このオイルに他の精油を加えるとさまざまな肌の悩みにも対応
  シワ対策…＋ローズウッド5滴　肌荒れ対策…＋ローマン・カモミール5滴
  くすみ対策…＋ヘリクリサム5滴　オイリー肌…＋イランイラン5滴

Recipe 2
トリートメントオイル

日焼けのケア（UV下地） 50mℓ

- ラベンダー …… 10滴
- ローマン・カモミール …… 10滴
- キャリアオイル …… 50mℓ
  （ラズベリーオイル
  またはアプリコットオイル）

Point!

- ラズベリーオイルは手に入りにくいこともあるので、アプリコットオイルでもOK
- ラベンダーとローマン・カモミールが日焼け後の肌を鎮静。精油はどちらか1種類でもOK（その際は20滴に）
- 基本のスキンケアのあと、メイク前に下地がわりにやや厚めに塗る

Recipe 3
トリートメントオイル

シミのスポッツケア
（ナイトケア用）　10mℓ

- レモン …… 10滴
  キャリアオイル …… 10mℓ

Point!

- 色素還元作用のあるレモンはシミ、あざのケアに優れた精油
- 洗顔後、シミのあるところや日焼けしたところに部分使いする
- 柑橘系の精油は光に反応して黒くなる性質があるため日中の使用は避ける

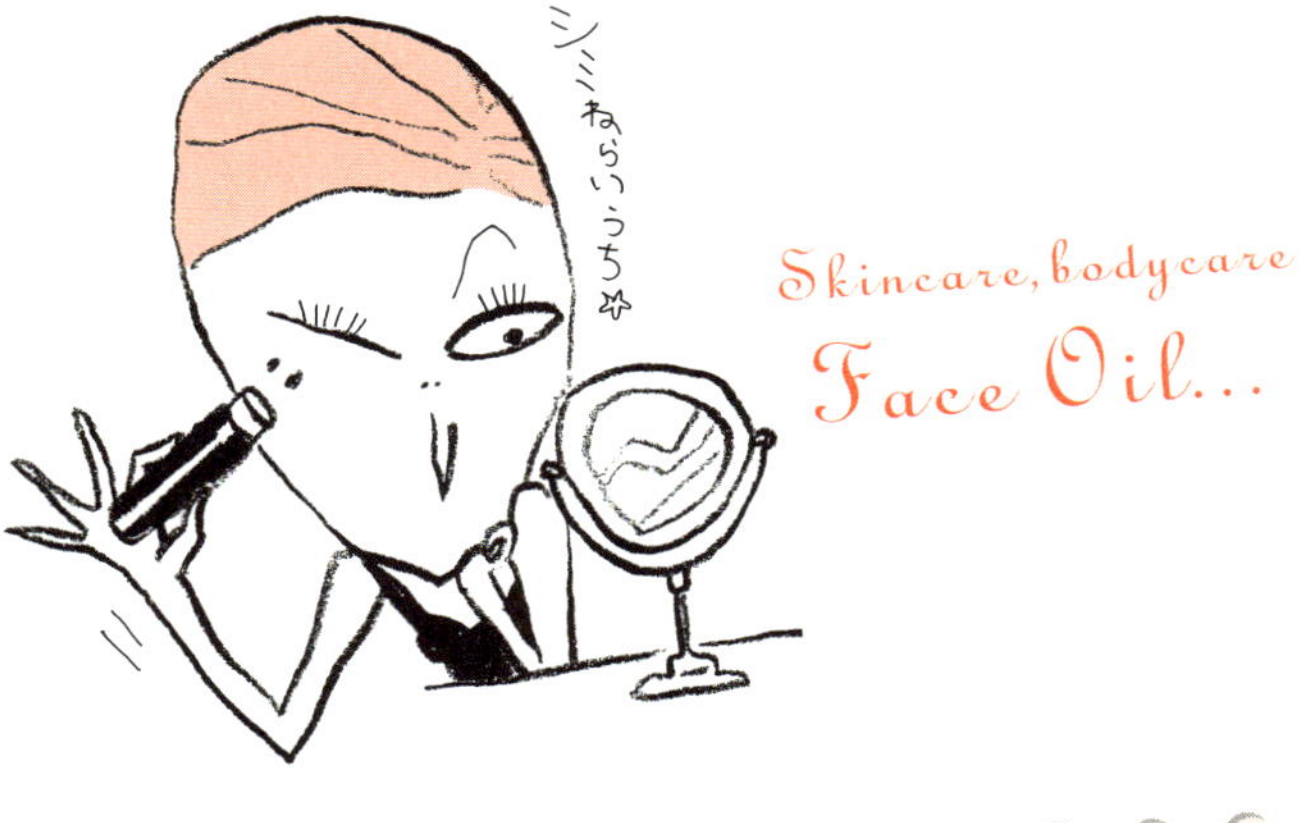

Recipe 4
トリートメントオイル

脂肪・セルライトケア　30mℓ

- グレープフルーツ……20滴
- ジュニパー……10滴
- キャリアオイル……30mℓ

Point!

- グレープフルーツは脂肪溶解作用があることで知られる
- 利尿・解毒作用があるジュニパーは、体液の代謝を助ける
- 夜の入浴後に脂肪やセルライトの気になる部分に塗ってマッサージ
- ジュニパーのかわりにサイプレスでもOK

Recipe 5
トリートメントオイル

妊娠線・肉割れのケア　30mℓ

- マンダリン……20滴
- ローズゼラニウム……10滴
- キャリアオイル……30mℓ

Point!

- 妊娠線や肉割れの予防に役立つとして有名なマンダリンをメインに
- マンダリンのみでもOK（その際は30滴に）だが、ローズゼラニウムとの組み合わせが好相性。肌のハリ、やわらかさがアップ
- お腹、お尻など、妊娠線や肉割れが気になるところにすり込む
- 柑橘系の精油を含むので、日光に当たらないようにする

Recipe 6
トリートメントオイル

むくみケア 30mℓ

- レモン …… 15滴
- サイプレス …… 15滴
- キャリアオイル …… 30mℓ

Point!

- レモンに含まれるリモネンという成分には血流を促進する作用が。循環を促すサイプレスと組み合わせることで、滞った水分が排出しやすくなる
- 飛行機に乗るときも活用できる。ふくらはぎから足先にかけて塗っておくと、エコノミー症候群の予防にも

Recipe 7
トリートメントオイル

足のだるさ・疲れのケア 10mℓ

- ラベンダー …… 7滴
- ペパーミント …… 3滴
- キャリアオイル …… 10mℓ

Point!

- 鎮静作用の高い精油のブレンド。ペパーミントのすーっとする清涼感もだるさや疲労感をスッキリさせてくれる
- 立ち仕事やハイヒールによる脚の疲れに
- 足先からふくらはぎにかけてオイルを塗り、下から上へマッサージする
- キャリアオイルをバスオイルに替え、足浴に使っても効果的

Recipe 8
バスオイル

安眠・リラックスアロマバス　10mℓ（1回分）

- ラベンダー……10滴
- バスオイル……10mℓ

Point!

- リラックス効果の高い精油の代表ラベンダーは副交感神経を優位に
- 精油を直接湯舟に入れるのは避け、専用のバスオイルで乳化させて使用する

Recipe 9
バスオイル

冷え・疲れのケア　10mℓ（1回分）

- ローズマリー……6滴
- サイプレス……4滴
- バスオイル……10mℓ

Point!

- 血液の循環をよくする精油の組み合わせ。ローズマリーには筋肉の痛みを緩和する働きも

Recipe 10
バスオイル

デトックスアロマバス　10mℓ（1回分）

- ジュニパー　7滴
- サイプレス　3滴
- バスオイル　10mℓ

Point!

- ジュニパーはデトックス作用が優秀なことで知られる精油
- 湯舟にバスソルトを加えるとより発汗作用もアップ

Mini Column 1

お風呂につかる時間がないときの手浴の方法

広めの洗面器にお湯をはり、ラベンダーorローズマリーを2～3滴入れます。洗面器全体を覆うように頭からバスタオルをすっぽりかぶり、手の先からひじまでお湯につけて2～3分香りの蒸気を吸い込みます。これだけでも上半身が温まり、血行がよくなるので湯舟につかる時間のないときに活用してます。

Recipe 11
スクラブ

ひじ・かかとの角質ケア　10mℓ

- ●レモン …… 10滴
- 天然塩 …… 大さじ1
- キャリアオイル …… 10mℓ

Point!

- ●角質をやわらかくするレモンはスクラブにもうってつけ
- ●肌を傷つけないよう、天然塩はなるべく粒の細かいものを選ぶ
- ●ボディのどこにでも使えるので全身のスクラブにも(顔は避ける)

Recipe 12
ネイルオイル

甘皮・二枚爪のケア　10mℓ

- ●レモン …… 6滴
- ●ローズゼラニウム …… 4滴
- キャリアオイル …… 10mℓ

Point!

- ●爪の乾燥を防ぎつつ、甘皮やささくれはレモンできれいに
- ●キャリアオイルはべたつきのないローズヒップオイルがgood!
- ●ロールオンタイプのボトルに入れると指先に簡単に塗れて便利

Recipe 13
リップクリーム

唇の保湿ケア　約10g

- ローマン・カモミール …… 1滴
  ミツロウ …… 2〜3g
  キャリアオイル …… 10mℓ

Point!

- 精油はラベンダー、バニラ、ローズなどでもOK（味の強くないものを選ぶ）
- キャリアオイルやミツロウの種類によっても固まり具合が違うので、やわらかく仕上げたいならミツロウを減らし、硬くしたいときはミツロウの量を増やすなどして適宜調整

Mini Column 2

スカルプ&ヘアケアもアロマで！ 頭皮や髪の状態に合わせて使い分け

精油の中には頭皮や髪の健康に役立つものがたくさん！　頭皮の皮脂が過剰になっているときはイランイランやローズウッド、ローズゼラニウムを。ラベンダーは抜け毛の予防に、クラリセージは育毛のサポートに。これらの精油をべたつきのないアプリコットオイルなどのキャリアオイルに数滴混ぜて頭皮に少量つけ、軽くマッサージします。マンダリンは1回2〜3滴をシャンプーに入れて使うとフケ予防にもなり、髪もしっとりしてきますよ。

Recipe 14
スプレー

消臭スプレー　50mℓ

- ラベンダー …… 10滴
- 無水エタノール …… 5mℓ
- 精製水 …… 45mℓ

Point!

- 香りがよくて抗菌作用も高いラベンダーは消臭にも大活躍
- 好きな香りの精油でOK。ただし柑橘系の精油は色がつくため、家具や布類への使用には注意を
- 小分けにして、玄関やトイレなどいろいろな場所に置いておけば、いつでもスプレーできて便利

Recipe 15
スプレー

虫よけスプレー　50mℓ

- シトロネラ …… 20滴
- ユーカリ・レモン …… 10滴
- 無水エタノール …… 5mℓ
- 精製水 …… 45mℓ

Point!

- どちらか1種類の精油でも威力は十分(その際は30滴に)
- ユーカリ・レモンは関節痛やリウマチ痛にも効果的な精油

Column 4

「その精油じゃなきゃダメなの?」問題

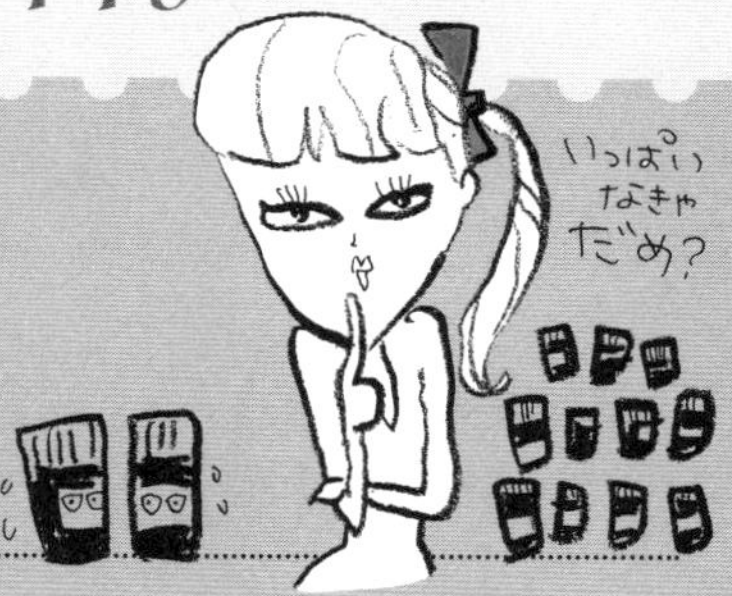

まわりにいろいろ聞くと、「はじめからそんなにたくさんの種類の精油は買えないし、レシピに載っている精油を全部使わないと効果ないの?」というのが大半の人の疑問でした。

う～ん、これは難題です。ちまたのアロマ本が教えるケアをレシピ通りにいろいろやろうとしたら、少なくとも20種類くらいの精油を揃えないとダメだった、なんてこともありますよね。

ほんと、数少ない精油でいろいろケアできたら最高なのに～。

この本でも「蚊よけはシトロネラが効果的!」などと書きましたが、確かにポピュラーではなく、使いみちが限定的だったりするけれど、このケアにはずば抜けていい!　という精油があるのは事実。また精油は2種類より3種類、3種類より5種類と重ね合わせることで相乗効果が膨らむので、正直、1本2本ではできることに限界も……。

ただ、ブレンドはその人の経験や好みによっても違うので、少なくともその精油じゃなきゃ絶対ダメ、ということはないはずです。私もレッスンでは40～50種類の精油を使うのですが、同じような働きを持つ精油は結構たくさんあって、自分のケアに使う精油はかなり絞られてくるんです。なので、最初はいろいろなケアに使えてかつ、香りもなじみのある精油2種類くらいから始めてみるのも手じゃないかと思います。

私の知人にも、香りが好きという理由でラベンダーだけをひたすら使い倒していた人がいますが、1本使い切る頃には「やっぱりこういうケアに使えるものも欲しいから教えて」と変わっていき、いまではさらなる効果を求めてレアな精油を使うまでになりました。

まずは自分ができる範囲でいいから、精油というものに慣れることがいちばんじゃないかと思います。

初心者のための精油ガイドその2

追加するならこの7本！

一番最初に買った精油の扱い方にも慣れ、
そろそろケアの幅を広げたいな、と感じたら精油の種類を増やしてみては?
使用頻度が高く持っていると便利、と私が実感している7本をご紹介します。

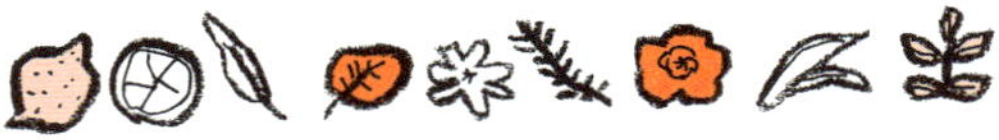

ケアのバリエーションがグッと増える7本

1

鼻、のどのトラブルに欠かせない

ユーカリ・ラディアタ

大気汚染などによって最近は呼吸器系のトラブルを抱えている人が多いと聞きますが、この精油は風邪や花粉症などのアレルギー、副鼻腔炎、喘息など、呼吸器系のケア全般に有効な精油です。

ユーカリはいくつか種類があって、ユーカリ・ラディアタ、ユーカリ・グロブルス、ユーカリ・レモンなどがありますが、それぞれ主成分や作用にはかなり違いが。たとえば、ユーカリ・グロブルスは呼吸器でも気管支や肺への作用が高い一方、ユーカリ・ラディアタは鼻やのどなど上部の呼吸器に有効とのこと。ユーカリ・ラディアタは粘液を溶かす作用があるので、鼻づまりや痰がからむような咳にうってつけです。

そのため、風邪予防、花粉症、アレルギーとなると、私的に使用頻度が高いのはやはりユーカリ・ラディアタでしょうか。ちなみに同じユーカリでもユーカリ・レモンは、虫よけや関節痛のケアに役立ちます。ちょっと複雑でわかりにくいかもしれませんが、同じ種類の植物でも、主成分によってずいぶん作用が違う、ということを覚えておくといいかもしれません。

★ユーカリ・ラディアタを使ってできるケア★ 喘息のケア、風邪・インフルエンザ予防、花粉症・アレルギーのケアなど

2

肌トラブルならおまかせ

ローマン・カモミール

可愛らしい白い花をつけるキク科のローマン・カモミールは抗炎症・抗アレルギー作用の高い精油です。ハーブティーなどでおなじみの方も多いのでは?

心身をリラックスさせ、気持ちを穏やかにしたり、心地よい眠りの手助けをしてくれるほか、肌荒れや日焼けした肌など、皮膚の赤みやかゆみを落ち着かせるのにうってつけです。肌が敏感な人はもちろん、子どもも安心して使える穏やかな作用で、沐浴やおむつかぶれのケア、アトピー性皮膚炎のケアにもよく使われています。ただひとつ難点を挙げるとすると、とても高価なこと。小さい花は精油を抽出できる量も少ないためで、私もチビチビしか使えないのですが(笑)、1本持っていると、いざというときの肌の味方になってくれます。

★ローマン・カモミールを使ってできるケア★ UVケア、リップケア、花粉症のケア、デリケートゾーンのケアなど

3

抗菌&消毒剤がわりの1本

ティートリー

アロマテラピーにおいてはラベンダーと並んでプロもよく使う精油。原産地のオーストラリアではアボリジニたちが古くから抗菌剤や消毒剤がわりに使っていたことで知られていて、例外的に原液でつけることもできる、とされています。細菌、ウイルス、真菌に対する強力な抗菌性を持つため、風邪や水虫のケアをはじめ、菌を撃退したいときにすこぶる役立ちます。デオドラント効果にも優れているので、ハンカチやティッシュなどに数滴含ませてテーブルにおいておくだけで、空気を浄化して清潔な空間に。さわやかでクールな香りは他の精油との相性もよく、シングルユースすることも多い初心者向きの精油です。

★ティートリーを使ってできるケア★ 風邪予防、水虫のケアなど

4

筋肉系の痛みや温めに

ローズマリー

肉の香りづけとしておなじみのスパイス、ローズマリー。エジプトのファラオの墓から小枝が見つかったことで知られています。古くから料理に使われている大きな理由は肉の腐敗を防ぐ効果が高いためだそう。これもアロマテラピーにおいてはラベンダーやティートリーのように使用頻度の高い精油。

血行を促す作用に加えて鎮痛作用があるので、特に私は慢性的なコリや筋肉痛の緩和の目的によく使います。ローズマリーは深いところの痛みをじわじわ和らげてくれるような感覚があり、炎症をクールダウンしてくれるペパーミントを合わせると突発的な痛みにも効いてくれます。ローズマリーは交感神経を刺激するので、目覚めをすっきりさせたいとき、仕事中の頭をシャキッとさせたいときも活躍してくれますよ。

★ローズマリーを使ってできるケア★　月経時のケア、首・肩のコリ・腰痛のケア、足がつったときのケア、二日酔いのケアなど

5

女性の強い味方

クラリセージ

ケアのために女性が覚えておくといい精油をひとつ挙げるとするなら、断然コレ。クラリセージにはスクラレオールという女性ホルモンのエストロゲンにとてもよく似た構造を持つ成分が含まれていることから、月経に伴うケアや更年期のケアに欠かせない精油です。私自身、更年期のケア用にトリートメントオイルやバスオイルに入れてずっと使っている精油で、更年期の不安な気持ちをゆったりさせるほか、デオドラント効果も高いので過剰な発汗やそれに伴うニオイのケアにとても役立った気がしています。

その他腸内に溜まったガスの排出を助けたり、血圧を下げる作用、抗鬱作用などもあるため、幅広いケアに応用できるのも利点です。ただし、妊産婦や病気のある人は使用を控えるべきといわれているので、使用禁忌については専門家に相談を。

★クラリセージを使ってできるケア★　月経時のケア、更年期のケアなど

6

スキンケアのベースとして活躍

ローズゼラニウム

ローズと似た香りを持つことでつけられた名前ではありますが、実際の香りはローズとはかなり違って、草を混ぜたようなハーバル系の香り。ですが、ローズと同じように女性に役立つ作用があり、アロマ初心者にはとっても使いやすい精油です。あらゆる肌タイプに使えるので、特にスキンケアに活躍！　肌を引き締める作用がハリをサポートしてくれるし、べたつきやかさつきなど皮脂がアンバランスになっている肌を整え、ニキビや吹き出物も抑えてくれます。また、細胞の成長を助ける作用があるので、ニキビ跡や肉割れのケアにはマンダリンと一緒に使うと好相性。

私は基本のフェイスオイル、ボディオイルのベースとして必ず入れる精油です。また、メンタルな部分に働きかける作用も高いので、イライラや気分の落ち込みのサポートにも使えたりと、なにかと出番の多い1本です。

★ローズゼラニウムを使ってできるケア★　フェイス&ボディケア、妊娠線・肉割れのケアなど

7

流れをよくする良循環オイル

サイプレス

呼吸器や更年期のトラブル対策として咳止め、汗止めに使うことも多いのですが、私的には、ちょっと入れると全体の味がふくらむ薬味的存在の精油です。サイプレスの特徴は体の巡りをよくしてくれること。血行やリンパの流れを促し、水分を排出する作用があるので、たとえばコリのケアに入れると循環がよくなって筋肉の緊張がほぐれます。また、柑橘系の精油と相性がよくレモンと合わせるとむくみ、静脈瘤などの予防にもなります。

森をイメージさせる清々しい香りは主張しすぎることもなく、でも、ブレンド全体に深みを与えてくれるような、まさに名脇役という感じ！　これがないと物足りなさを感じてしまうことさえあります。

★サイプレスを使ってできるケア★　喘息のケア、月経時のケア、更年期のケア、痔核のケア、首・肩のコリ・腰痛のケアなど

私が愛用する アロマ製品を公開

日下部先生のフランス式アロマに出会って美容や健康への意識が一変した私。そこには、上質な精油の存在が欠かせなかったわけですが、ここで私が愛用しているアロマグッズをご紹介しますね。特に精油は農薬や石油系の薬剤などが使われていない、高品質のオーガニック精油を選ぶことが必須。天然であっても植物の栽培方法や抽出の仕方、製品管理にかける手間によっても値段に大きな差が出るので、価格はひとつの目安になると思います。添加物や保存料にまみれた食品よりも、無農薬野菜や健康に育ったお肉のほうが体が喜ぶのと一緒。できるだけ〝本物〞を選ぶことの大切さを、アロマを通してよりいっそう、感じるようになりました。

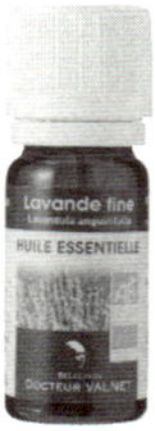

真正ラベンダー

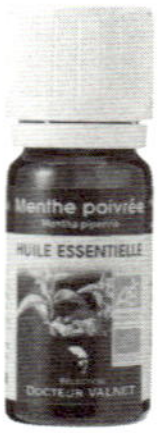

ペパーミント

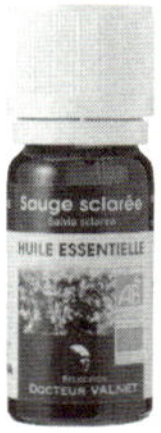

クラリセージ

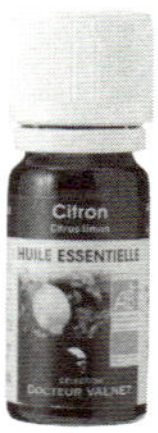

レモン

左上から時計回りに／ドクターヴァルネ ラベンダー アングスティフォリア（真正ラベンダー） 10㎖ ¥3400、同 ペパーミント10㎖ ¥3200、同 レモン10㎖ ¥3100、同 クラリセージ10㎖ ¥3600

精油

私が安心して使えるのはドクターヴァルネの精油

とにかく香りの素晴らしさは感動もの！　栽培から抽出、品質管理に至るまで厳しくチェックされていて、抽出した精油ごとに成分も徹底的に分析。植物は気候などによって生育に影響が出るため、納得できる成分が抽出できない精油は、その年の発売を見送る場合もあるほど。EUの中でも認定基準が厳しいことで知られる、フランス政府が管理する機関（通称ABマーク）のオーガニック認証を受けています。

ドクターヴァルネ製品の購入はこちら

ドクターヴァルネ製品と日下部知世子さんプロデュースのコスメは下記のHPから購入可能。また、私が学ぶ「フランスアロマテラピー講座」のお問い合わせはこちらへ。なお、個人輸入サイトなどでヴァルネ製品が販売されていますが、個人輸入品や並行輸入品の品質については正規輸入代理店やメーカーの保証が一切受けられないので、ご注意を。

【インターブレイン】☎03-3446-4472
http://chiyokokusakabe.com

※ドクターヴァルネ製品はユーロ価格の変動によって改定することがあります。
※インターブレインはドクターヴァルネ製品アジア地区正規輸入総代理店です。

バスオイル
アロマバスには専用のバスオイルを

精油を乳化させ、お湯となじませることができるアロマバス専用のオイル。ドクターヴァルネのバスオイルは計量キャップがついているので、その日の気分で「デトックス」「リラックス」「呼吸器のケア」など目的別に精油を替えたりして楽しんでいます。

右／ドクターヴァルネ バスオイル（計量キャップつき）100mℓ ¥3700

精油をいちいちブレンドするのは手間という人は、あらかじめ精油がブレンドされたバスオイルも。ラベンダー、ローズマリーなどの精油入りで、リラックス効果が抜群。ドクターヴァルネ ビオバドル（計量キャップつき）100mℓ ¥4000

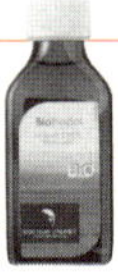

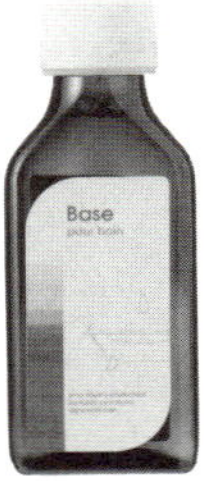

キャリアオイル
使用感の好みやケアによって使い分け

精油の希釈に使うキャリアオイル。私の場合、フェイスケアにはUVカット効果や美肌効果が期待できるアプリコットオイルを愛用。マカデミアナッツオイルも酸化しにくくべたつきがないので、全身のケアに使い勝手のいいオイルです。

右／ドクターヴァルネ アプリコットオイル100mℓ ¥4000、左／マカデミアナッツオイル50mℓ ¥2100

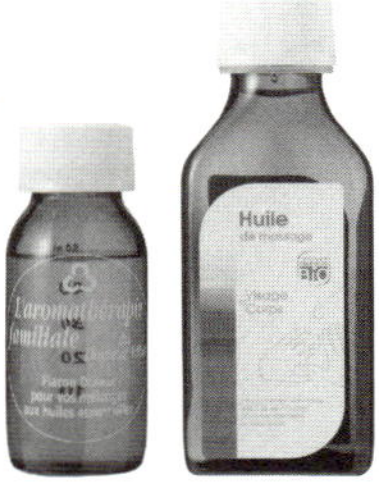

アロマディフューザー
シンプルな機能でお手入れがラクなものを

ドクターヴァルネの芳香拡散器は、お皿の汚れを拭き取るだけで清潔さを保てるので、お手入れがラク！　これひとつで100m²の部屋全体に香りを拡散することができます。ディフューザー用のオイルはローズの他に森林浴、柑橘系の香りなども。

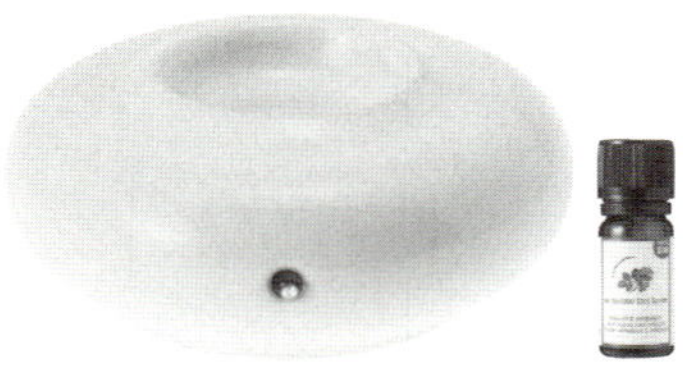

左／ドクターヴァルネ芳香拡散器 ¥20000（※日本仕様プラグつき）、同 サンテッセンス（ローズ）10mℓ ¥3900

コスメ
成分や希少な精油にこだわったアロマのコスメ

脚のむくみを軽減するディナロムはラベンダーウォーター入りのみずみずしいつけ心地。捻挫のケアにも活躍しました。日下部先生が開発した美容オイルは、貴重なオマーン産のフランキンセンス（乳香）やネロリなどを贅沢に配合。

右 ドクターヴァルネ ディナロム 50mℓ ¥2900、左／ラ ニュイ ドゥース N 30mℓ ¥12000

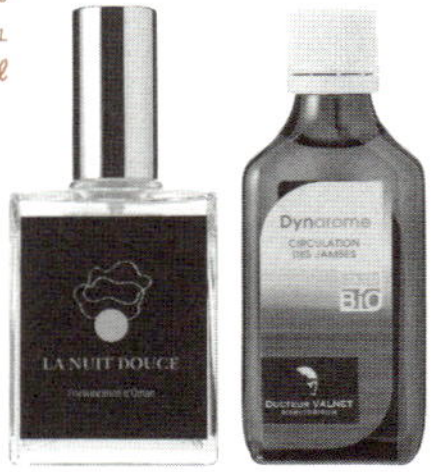

※このページで紹介している商品の価格は2015年5月現在のもので、すべて税別です。

不調&トラブルのお助け編

ここからは、私が日常の体調管理や不調をケアするために取り入れていたアロマのレシピの一例です。

メディカルアロマを勉強すればするほど奥が深いな〜と思うのは、成分の効能だけを参考にしてブレンドするのでは足りないということ。

たとえば、風邪予防のためのアロマにしても、ただ抗菌力の高い精油を入れればいい、というものではなく、同じような作用のある精油を掛け合わせたり、同時に免疫力を上げたり、自律神経を整えたりと、料理でいう〝隠し味〟みたいなブレンドの技が効きめをふくらませるキモになってくるのです。

というのも、ひとつの精油に含まれる成分は何百種類もあって、日下部先生の言葉を借りると、50mプールの中にたった1滴しか入っていないような微量の成分が複雑に作用しあって香りや効果に違いが出るので、精油同士の相性を見極めるには経験値がものをいうのだそう。

たしかに先生のブレンドをみると、「へえ～、こんな精油も入れるんだ～」という発見が毎回あったりしますし、専門家の研究によってより効果のある成分やブレンドなどの情報はつねに更新されていて、レシピも新しいものに変わっていくのです。

私が公開するレシピは、熟練の日下部先生が長年実践してきた中で培ってきたレシピがベースになっています。さらに、先生のレッスンの中で、実際にフランスで行われているアロマによる治療の症例や処方を学ぶ「メディカルコース」を受講している人しか知ることができない、門外不出のレシピのエッセンスもプラス。そのため、きっと他のアロマ本にはないブレンドだったりしますが、ホームケアに取り入れやすいよう、できるだけポピュラーかつ少ない種類の精油でブレンドを考えています。

レシピでは精油の特徴に加え、似たような作用があって代用できる精油についてもポイントにまとめました。私のレシピの中で度々登場する、ケアの目安に覚えておくといい代表的な精油についてはP106～107とP120～123でまとめてご紹介していますので、そちらも参考にしてみてください。

不調&トラブルのお助け編

Recipe 16
スプレー

風邪予防スプレー（ベーシック）　30mℓ

- ティートリー ……… 15滴
- ユーカリ・ラディアタ ……… 10滴
- ラベンダー ……… 5滴
- 無水エタノール ……… 5mℓ
- 精製水 ……… 25mℓ

Point!

- ティートリーとラベンダーは抗菌作用が優秀
- ユーカリ・ラディアタは粘液の排出を促すので、咳、鼻づまり、痰など風邪の初期症状にも◎。鼻づまりにはペパーミント、咳止めにはサイプレスを2〜3滴加えても

Recipe 17
クリーム

花粉ブロッククリーム　約10g

- ローマン・カモミール ……… 3滴
- ミツロウ ……… 2〜3g
- キャリアオイル ……… 10mℓ

Point!

- クリーム状にすることで肌に密着しやすく。鼻の内側に薄く塗っておくと、花粉の侵入を防げる
- P130の花粉症の肌荒れケアオイルのクリーム版

Recipe 18
スプレー

風邪・インフルエンザ予防スプレー（スペシャル）　30mℓ

- パイン……8滴
- ニアウリ……8滴
- ユーカリ・ラディアタ……7滴
- ラビントサラ……3滴
- タイム……2滴
- 無水エタノール……5mℓ
- 精製水……25mℓ

Point!

- 精油が5種類も入るのでやや上級者向け。より防御を完璧にしたいときに
- パインは殺菌力が高く、空気の浄化や呼吸器の感染症予防などに幅広く使われる
- ニアウリは抗菌力が高く、女性ホルモン様作用もあることで知られる。ラビントサラは免疫力アップに欠かせない精油
- タイムは膀胱炎などの感染症にも使われるが、刺激が強いので少量の使用を守る

Mini Column 3

スティックを差せば香りのインテリアに

安眠や消臭に役立つスプレーの作り方をいくつかご紹介していますが、アレンジすると香りのインテリアに変身!　香りの強さを確かめながら精油に無水エタノールを足し（精製水は入れない）、小さなガラスの瓶に入れてラタンスティックを差しておけば、少しずついい香りが広がります。狭いトイレやシューズクロークに置くのにぴったり。高価な精油はもったいないので（笑）、中途半端に残ってしまったもの、早めに使いきりたい柑橘系の精油などを活用しては?

Recipe 19
スプレー

花粉症・アレルギー対策スプレー

30mℓ

- ペパーミント……10滴
- ユーカリ・ラディアタ……10滴
- ラベンダー……5滴
- ローマン・カモミール……5滴
  無水エタノール……5mℓ
  精製水……25mℓ

Point!

- ユーカリ・ラディアタとラベンダーは粘液の排出を促すので鼻水、鼻づまりをケア
- ローマン・カモミールは抗アレルギー作用も
- できれば花粉の時期の前から使うほうがベター

Recipe 20
トリートメントオイル

花粉症の肌荒れケア

10mℓ

- ローマン・カモミール……3滴
  キャリアオイル……10mℓ

Point!

- 花粉の時期は、何度も鼻をかむことで皮膚が傷んだり、カサついたり、まぶたや首などにかゆみや赤みが出やすいもの。ローマン・カモミールは炎症を抑える作用が高いので、このオイルをこまめに塗ってケア

Recipe 21
トリートメントオイル

喘息ケア

10mℓ

- ユーカリ・ラディアタ……3滴
- ユーカリ・グロブルス……3滴
- サイプレス……4滴

キャリアオイル……10mℓ

Point!

- ユーカリ・ラディアタ&グロブルスは、喘息や気管支炎など呼吸器のケアによく使われる定番
- 寝る前、胸元とできれば背中にも広範囲に塗り、2〜3分、香りを吸い込むように深く呼吸する
- 咳が止まらないときはカップ1杯の熱湯にサイプレスを2〜3滴落とし、蒸気が逃げないように手でカップを覆い、ゆっくり呼吸しながら鼻と口から香りを吸い込む

Recipe 22
バスオイル

喘息ケアのアロマバス

10mℓ(1回分)

- ユーカリ・ラディアタ……5滴
- ユーカリ・グロブルス……5滴
- サイプレス……6滴

バスオイル……10mℓ

Point!

- 21と同じ精油でもアロマバスにすることで吸入も一気にできるメリットが
- シャワーなどで洗い流さず、そのままお風呂から上がる

Recipe 23
トリートメントオイル

月経痛・PMSのケア　30mℓ

- クラリセージ……15滴
- ローズマリー……10滴
- ラベンダー……5滴
- キャリアオイル……30mℓ

Point!

- クラリセージは女性ホルモンと似た働きを持つ成分が特徴的。女性特有のケアのメインとして使われることが多い
- 血行が悪くなることで起きる月経痛。体の流れをよくしつつ、痛みをやわらげるローズマリーと子宮の緊張をゆるめるラベンダーをブレンド
- 生理前から塗るとPMS対策にも
- 下腹部、ヒップまわり、内股に塗って軽くマッサージする

Recipe 24
トリートメントオイル

月経痛・月経困難のケア　30mℓ

- クラリセージ……15滴
- ニアウリ……8滴
- サイプレス……7滴
- キャリアオイル……30mℓ

Point!

- さらに月経痛がひどいときは、エストロゲン作用があるニアウリを重ねて入れるとよい
- 下腹部、内股に塗布する

Recipe 25
トリートメントオイル

更年期のベーシックケア　30mℓ

- クラリセージ …… 10滴
- ニアウリ …… 10滴
- サイプレス …… 5滴
- ペパーミント …… 5滴
- キャリアオイル …… 30mℓ

Point!

- 更年期の乱れがちな女性ホルモンをサポートする日常的なケアに
- みぞおちのあたりに塗布する

Recipe 26
バスオイル

更年期ケアのアロマバス　10mℓ（1回分）

- クラリセージ …… 4滴
- ローズゼラニウム …… 3滴
- サイプレス …… 3滴
- バスオイル …… 10mℓ

Point!

- 更年期の日常的なケアに
- 女性ホルモンのバランスを整え、体の循環を促すことで冷えもケア

Recipe 27
トリートメントオイル

更年期のイライラ・憂鬱に　30mℓ

- マジョラム……15滴
- ラベンダー……10滴
- クラリセージ……5滴
- キャリアオイル……30mℓ

Point!

- 更年期特有のイライラや気分の落ち込み、頭痛、動悸、めまいなど自律神経のバランスの乱れからくる症状に
- マジョラムは体を温めると同時に気分をほぐしてくれるので、不安感やストレスなど、精神面のサポートにぴったりの精油
- みぞおちのあたりに塗布する

Recipe 28
トリートメントオイル

更年期のほてり・のぼせに　30mℓ

- レモン……15滴
- クラリセージ……10滴
- サイプレス……5滴
- キャリアオイル……30mℓ

Point!

- ホットフラッシュがひどいときなどのレスキューに
- レモンの精油に含まれるビタミンPやリモネンがほてりを鎮める
- 背骨の両側（またはみぞおち）に塗布する

Recipe 29
トリートメントオイル

更年期の頻脈・動悸に 5mℓ

- ラベンダー ………… 3滴
- イランイラン ………… 2滴
- キャリアオイル ………… 5mℓ

Point!

- この2つの組み合わせは血圧を下げる作用があり、頻脈や動悸を落ち着かせる
- 首元につけるほか、手首につけて香りをかぐのもいい

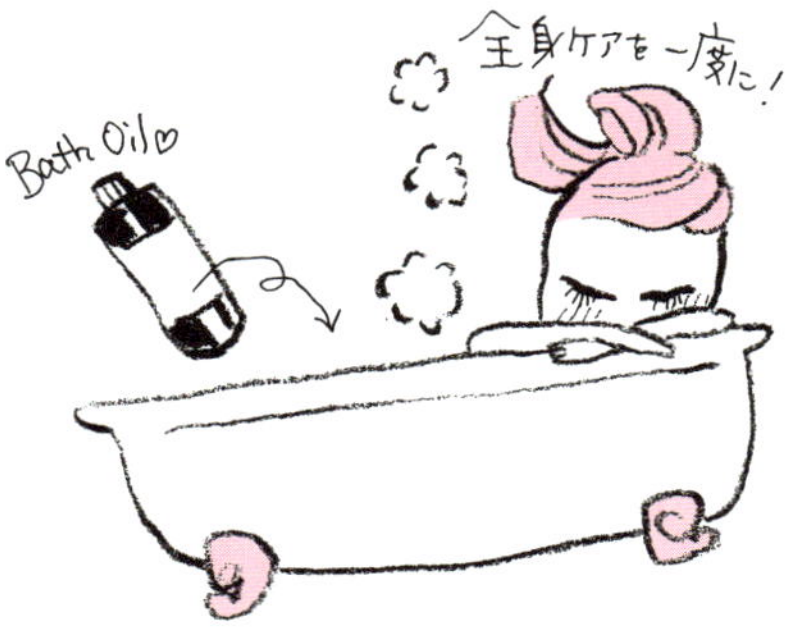

Bad condition & Trouble
Help me...

Recipe 30
トリートメントオイル

虫さされ・ニキビのケア　5mℓ

- ラベンダー……5滴
  キャリアオイル……5mℓ

Point!

- 蚊やダニなどにさされたとき、患部に塗布
- 腫れやかゆみがぶり返すたびに何度か塗りなおすとよい

Recipe 31
トリートメントオイル

アレルギー性皮膚炎のケア　5mℓ

- ローマン・カモミール……5滴
  キャリアオイル……5mℓ

Point!

- アレルギーによる皮膚のかゆみや赤みを落ち着かせる
- 赤ちゃんのおむつかぶれや手しっしんのケアにも使える

Recipe 32
トリートメントオイル

内出血によるアザのケア　5mℓ

- ヘリクリサム（イモーテル）……5滴
  キャリアオイル……5mℓ

Point!

- 打撲や打ち身によるアザにてきめん
- 一日に何度も塗りなおしたほうがベター
- レモンも同じような作用が期待できる

Recipe 33
トリートメントオイル

イボのケア　5mℓ

- クローブ …… 3滴
　キャリアオイル …… 5mℓ

Point!

- クローブのかわりにレモンも効果的
- スキンケアのついでに朝晩、イボのあるところとその周囲にも塗る
- クローブは刺激が強いので、たくさん量を入れないこと

Recipe 34
トリートメントオイル

デリケートゾーンのかゆみに　5mℓ

- ラベンダー …… 3滴
- ローマン・カモミール …… 2滴
　キャリアオイル …… 5mℓ

Point!

- 抗炎症、鎮静作用の高いラベンダーとローマン・カモミールの組み合わせ
- コットンなどに含ませて直接患部に塗布する
- 精油はどちらか1種類でもOK（その際は5滴に）

Recipe 35
トリートメントオイル

水虫のケア

5mℓ

- ティートリー …… 5滴
  キャリアオイル …… 5mℓ

Point!

- ティートリーは水虫などの真菌に対して威力を発揮することで知られる
- 清潔にした足に塗布する
- 洗面器にお湯をはり、精油を3〜5滴入れて足浴するのも効果的
- キャリアオイルのかわりに無水エタノール5mℓで精油をよく溶かし、スプレー容器に入れてスリッパや靴の中もケアするとよい

Recipe 36
トリートメントオイル

痔核のケア

5mℓ

- レモン …… 3滴
- サイプレス …… 2滴
  キャリアオイル …… 5mℓ

Point!

- 痔核のケアは、血行促進と殺菌がポイント
- コットンなどに含ませて直接患部に塗布する
- ビタミンCを豊富に含むレモンはお尻の黒ずみやニキビのケアにも有効

Recipe 37
トリートメントオイル

頭痛のケア　5mℓ

- ペパーミント……3滴
- ラベンダー……2滴
- キャリアオイル……5mℓ

Point!

- ラベンダーは偏頭痛を軽減することでも知られる
- ペパーミントのみ、ラベンダーのみでもOK（その際は5滴に）
- こめかみや頭痛のする部分に少量をつけて軽くマッサージする
- 目に近いところに塗らないように注意

Recipe 38
トリートメントオイル

首・肩のコリ・腰痛のケア　10mℓ

- ペパーミント……4滴
- ローズマリー……4滴
- サイプレス……2滴
- キャリアオイル……10mℓ

Point!

- 慢性的なコリや腰のだるさ、痛みを日常的にケアするオイル
- ロールオンタイプのボトルに入れて持ち歩くといつでも簡単に塗れて便利
- 痛みがつらいときはクローブを2滴プラス
- 骨に異常がある場合、腫れや発熱がある場合、急性の場合は医師の診断を受ける

Recipe 39
トリートメントオイル

足がつったときに　10mℓ

- ローズマリー……5滴
- ペパーミント……3滴
- ラベンダー……2滴
- キャリアオイル……10mℓ

Point!

- 体を温め、筋肉疲労をやわらげるブレンド
- 足がつっている部分から少し広い範囲に塗り、やさしくさする
- 冷えも原因なので、毛布や湯たんぽなどで足を温めながら行う

Recipe 40
トリートメントオイル

胃腸のケア　30mℓ

- ペパーミント……15滴
- バジル……15滴
- キャリアオイル……30mℓ

Point!

- 胃もたれ、胃の痛み、胸焼け、消化不良のほか、膨満感があるときやお腹にガスが溜まっているようなときなど、胃腸の調子が悪いときにオールマイティに活躍
- 胃から腸にかけてと、背中にも塗るとベター。オイルをなじませる程度にやさしくマッサージする
- 下痢のときはレモンを5滴加える

Recipe 41
スプレー

安眠スプレー　30mℓ

- ラベンダー …… 5滴
- ベルガモット …… 5滴
  - 無水エタノール …… 5mℓ
  - 精製水 …… 25mℓ

Point!

- ベルガモットのかわりにスイート・オレンジやプチグレンなどオレンジ系の精油も相性よし
- ラビントサラ3滴をプラスするとストレスケアてきめん
- 柑橘系の精油は色がつくため、ベッドリネンがシミになることもあるので注意。タオルやハンカチなどを1枚敷き、その上から枕などにスプレーする

Mini Column 4

芳香拡散器を使えば部屋中の空気がきれいに!

広範囲に香りを拡散できるアロマディフューザー。風邪が流行る時期は一日中、アロマを焚いていることもあります。私が使っているのは、お皿の部分にオイルを入れ、電気で温めるシンプルなもの。精油を入れて使える加湿器タイプ、水も火もいらないタイプなどいろいろありますが、中には使いこなせずに放置状態の人もいるようで(笑)。使用できるオイルや対応する部屋の広さなど購入前に確認を。お手入れがラクかどうかもチェックしたいポイントです。

Recipe 42
スプレー

うつ・気分の落ち込みに　10mℓ

- ネロリ……5滴
- マジョラム……5滴
- 無水エタノール（精製水は入れない）……10mℓ

Point!

- ネロリとマジョラムは精神的な落ち込みを解放し、気分をアゲるのにぴったり。ネロリの替わりにラベンダーでも可
- アトマイザーに入れ、手首や首筋にスプレー。ネロリは香りが素晴らしいのでフレグランスのように使うことができる
- 無水エタノールをキャリアオイルに替え、トリートメントオイルとしてみぞおちに塗っても効果的

Recipe 43
バスオイル

二日酔いのときのアロマバス　10mℓ（1回分）

- ローズマリー……5滴
- ジュニパー……5滴
- バスオイル……10mℓ

Point!

- 血行促進&肝臓の働きをサポートするローズマリーとデトックス作用の高いジュニパーで老廃物の排出を促す
- 入浴する時間のないときは、バスオイルをキャリアオイルに替え、お腹、脚、腕などをマッサージするとよい

第4章 ● 精油についてのまとめ アロマテラピー基本の「き」

精油についてのまとめ
アロマテラピー
基本の「き」

香りをかぐ&塗るだけでなぜ体に効くの？

アロマのことなど右も左もわからなかった頃。精油は植物から抽出したオイル、ということは知っていても、目には見えない香りがどうして体に効くのかいまひとつピンときていませんでした。そこで、「そもそも精油って何？」というところから、これまで私が勉強した中で理解できたことを説明してみますね。

精油は植物の葉や茎、根、花、果実などから抽出される100％天然のオイル。植物を乾燥させて水蒸気で蒸留したり、柑橘類などは皮の部分を圧搾したり、そのほかにも溶剤を使ってオイルを抽出する方法などがあるのですが、何十kgもの植物からわずか数㎖しか採れないものもあるといいます。

その精油はひとつひとつが膨大な数の成分の集まり！　いろんな成分がぎゅ～っと濃縮された液体で、分析器にかけても何の成分か特定できないほどごく微量な成分や、未知の成分などが複雑に絡み合って、それぞれが独特の香りを放っているのです。

そのため精油の辞典などを見ると、解読不能な成分は「その他」とだけ書かれてい て、たとえば香水にもよく使われるベチバーという精油は、成分の6割くらいが特定できないミステリアスなものだったり。もちろん自然のものですから、植物が育つ場所や環境、採取する時期、抽出法なんかによっても成分やその配合率は変わってきます。そのあたりが化粧品などの安定した成分とは違う自然のものならではの特徴で、一概にどの成分がどのくらい入っている、といえないのですが。

そして、「香りをかぐだけでどうして成分が体に入るの？」という疑問ですが、私が理解するところによると……脳に近い鼻の奥には香りをキャッチするための手のようなもの（嗅毛という）が伸びていて、鼻から吸い込んだ香りの分子をつかまえます。

その手はいわば門番のような役割をしていて、脳に悪いものが入らないようにゲートの前で香りを選別。「入ってよし！」と判断するとスイッチを押して先に進める門を開けてくれるので、香りが脳へ到達することができるというわけです。

脳に到達する香りの分子はそのままではなく、〝情報〟という姿に形を変え、脳のさまざまな場所に散っていきます。その中の記憶を司る海馬にも到達。昔の彼がつけてた香水をかぐと、そのときの思い出や光景がまざまざと甦ったりするのも、香りの成分が海馬を刺激して記憶の扉を開けるからだそうですよー。

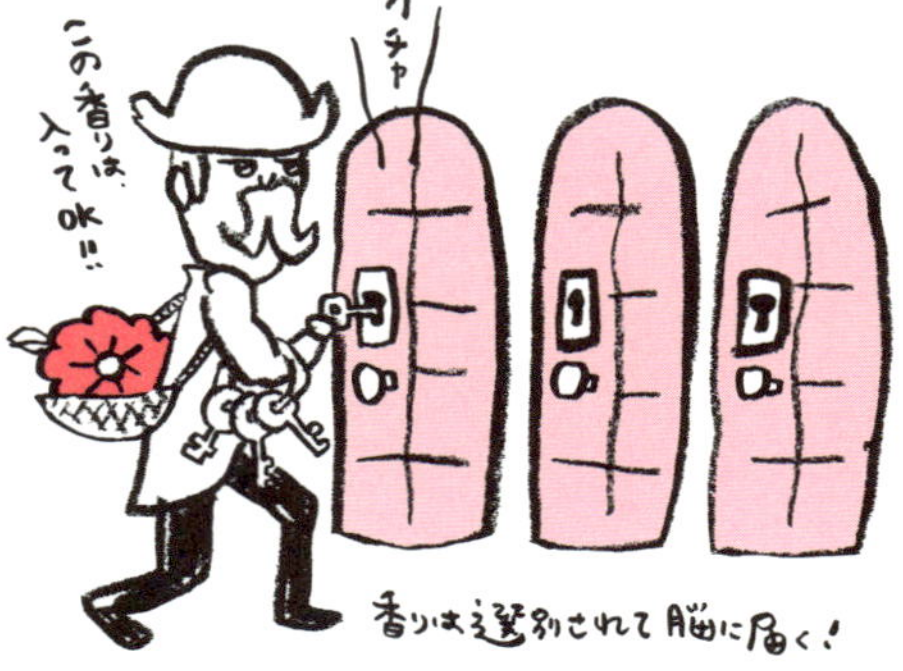

また、精油の成分は鼻からだけでなく、肺や皮膚からも吸収されて血管に溶け込み、血流にのって全身を巡ります。香りの成分は揮発性（液体が蒸発しやすい性質）と脂にとける性質を持ち、しかも分子量が非常に小さいというのがポイント。そのた

め、皮膚や肺の細胞を守っているバリアもたやすく通り抜け、血管の中に入ることができるのだそう。もちろん、肌に塗っても精油は揮発して香りを放つので、鼻からも成分が吸収されるわけですね。

というわけで、私なりの解釈によるざっくりした説明ですが、香りが脳や体のすみずみに届くのはこんな仕組みからのようです。

アロマはどんなことに効く？

精油については日本でも治療のための研究が進んでいるようですが、ご存じのようにアロマで骨折は治らないし、がん細胞を死滅させるようなこともできません（現段階では？）。じゃ、結局どんなことによいのか、という私なりの感想をここでまとめてみますね。

アロマは香りの成分が脳に伝わることで、自律神経、ホルモン、免疫になんらかのよい作用があるといいます。それをやさしい言葉で表現すると、「アロマは体のバランスを整えてくれるもの」といえるような気がします。漠然としているようですが、バランスを整えることは美と健康のキーワード。

たとえばみなさんも知っているように、肌も水分や油分のバランスが大事。体もバランスが重要で、筋肉や骨格の均整がとれてこそスタイルよく見えるし、正しい姿勢や歩き方になることで結果、肩コリや腰痛が起きにくくなったりするわけですよね。

自律神経も交感神経と副交感神経の２つがバランスよく働くことで体が正常に機能するし、体の中に１００種類以上あるホルモンも、どれかの機能が落ち込んだり、過剰に働いたりすれば全体のバランスが崩れます。そしてその自律神経とホルモンに密接に関わっているのが免疫なわけです。

そう考えると、私の不眠や冷えや更年期の悩みが軽くなったのも、風邪をひきにくくなったのも、毎日精油を使いまくっていたことで体のいろんな機能のバランスが整ってきたことが大きいのでは？　という気がするんですよね。

もちろん精油には痛みをラクにしたり、炎症を抑えたりという作用もありますが、体全体の〝底上げ感〟のほうが強いというか。要するに、アロマって振り子の重りみたいなものじゃないかと思うのです。

ともすれば、がんばりすぎ、無理しすぎで一方向に傾いて倒れてしまいそうな体を、逆の方向へ引っ張って、フラットな状態に引き戻してくれるような……。

なので、アロマで病気そのものは治せないと書いたけれど、免疫力を高めたり、リラックスできたりすることは、病気の改善にもいい影響を及ぼすのではと思うのです。

実際、最近は日本でもそういう使い道でアロマが医療の現場で取り入れられていると聞きますし、体の不調は本格的に病気になる前のサインと考えると、予防ってやはり大事。

なにもしなければ5年後に病気になっていたかもしれないのが、10年先延ばしできたら——そんな期待も込め、毎日のケアはこの先の自分の体にとって決してムダにはならない気がしています。

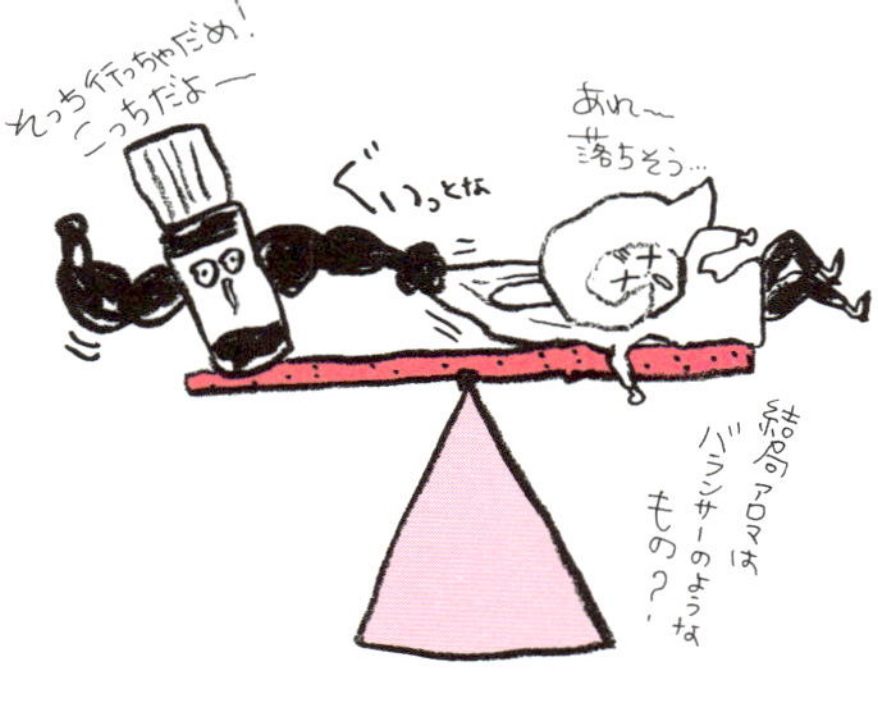

どうしてこんなに効いたのか考察してみたら

私がここまでアロマのよさを実感できた理由のひとつは、ブレンドの濃度が関係している気がします。アロマテラピストの指南本などと比べても、私のレシピは断然濃いです。

一般的なアロマの場合、精油の濃度は1%が推奨されていますが、私の場合フェイシャルケアは3〜5%、それ以外のケアは5〜8%で、時にはそれ以上のこともあります。

たとえばぎっくり腰になってしまったとき。こういう緊急時は、ペパーミントを30%の濃度にしたオイルを2日間だけ集中的に使ったりします。30㎖のトリートメントオイルを作るとすると、ほぼ1瓶、精油を使い切る感じですね。

ただ、これはあくまでフランス式のメディカルアロマの使い方であり、日下部先生からは、品質が確かなメーカーの製品で、かつ限られた種類の精油でのみできること、と厳しくいわれました。一般的なレシピは多くの人が使うことを考えて、安全な濃度にしなくてはいけませんが、私は自分でブレンドし、自分の責任で使っているので、それに縛られずにレシピを作ることができたわけです。

とはいえ、濃度が高ければすべていい、なんて思ってはいません。もうひとつ大きな理由は、精油そのものの品質が高く、相性がよかったからではないかと思います。私のブレンドを試してもらったまわりの人も「いままでかいだことのある香りと全然違う！」と香りの素晴らしさを真っ先に感じる人が多く、私がアロマを学んでみようと思ったのも、高品質な精油の香りの鮮烈さに感動したことが大きかったのです。

精油は植物が育つ環境や抽出法によっても成分や配合率は変わってきますし、もちろん香りにも違いが出ます。

ブレンドしているとわかるのですが、まったく同じ名前の精油でもメーカーが違えば同じ香りにはならないし、成分のバランスが違えば当然、作用にも違いが出るはずで……。

そして、精油はオーガニックであることが大前提！

高価な精油もあってお財布には厳しいかもしれませんが、濃縮エキスを体に取り込むわけだし、健康に役立つことを期待して使うとなるとやはりそこは外せないです。

オーガニック認証はフランス政府が管理する通称ＡＢマーク（AGRICULTURE BIOLOGIQUE）やエコサート（ECOCERT）、日本では有機ＪＡＳなどがあります。

特に、ＡＢマークは審査が厳格なことで有名。エコサート認証を受けたオーガニック植物であることが必須で、加工の段階でも一切の添加物が認められません。精油の場合は成分分析表から製品の販売、管理まで細かくチェックすると聞きます。勉強のために国内外のさまざまなメーカーの精油を試しますが、質のいい精油はやはり使っていて安定感があり、香りも素晴らしい気がします。

逆にそこをしっかり選ばないと、せっかくのケアがもったいない、と思うのです。

AGRICULTURE BIOLOGIQUE
フランス政府が制定
ABマーク

フランスの
国際有機認定機関
ECOCERT

日本農林規格による
JASマーク

Column 5

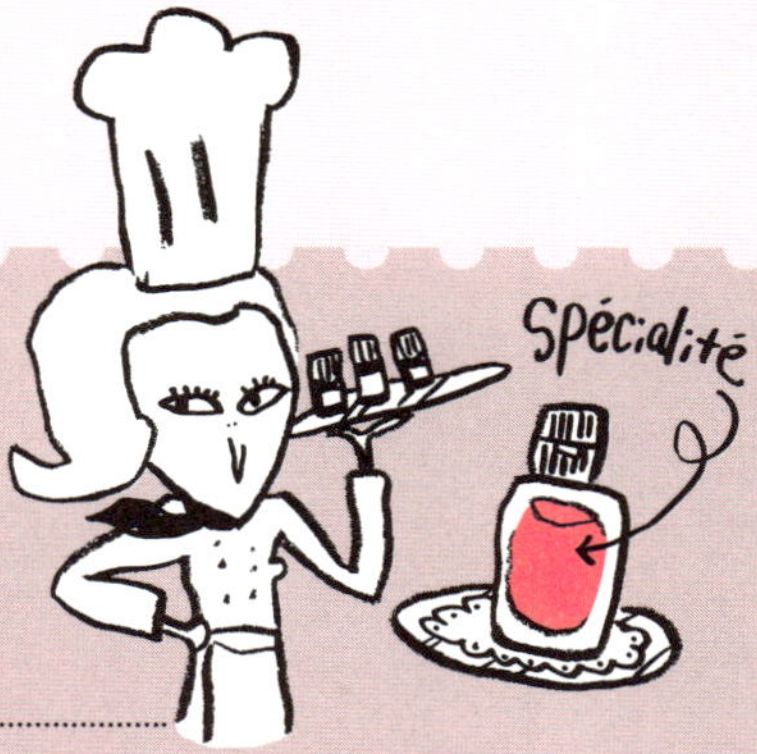

精油のブレンドには
レシピがあるワケ

アロマを知らない人はレシピを見て「素人が勝手に精油をブレンドするとマズいことがあるの?」と思うかもしれませんね。

アロマのレシピは、そのまま料理のレシピにたとえるとわかりやすく説明できると思います。料理人は素材を知り尽くし、食材の組み合わせや味付けを工夫しながら何度も試行錯誤して、独自のレシピを編み出しますよね。

アロマに置き換えると、シェフがアロマテラピスト、メインの素材にあたるのが精油です。そしてアロマテラピストは、精油についての豊富な知識をもとに、成分の作用や組み合わせによる相乗効果、分量、香りなどを吟味して美味しい＝効果的と思うレシピを作り出すわけです。

が、レシピはあくまでガイドの役割なので、レシピ通りの精油で作らなくてはいけないとか、この精油とこの精油を組み合わせると害になる、ということではありません。

ただ、素材の扱い方を知らないで調理すると、せっかくの料理も美味しく感じられないのと一緒で、一部の精油は使用量に注意が必要だったりしますし、知識を持たない人がやみくもに精油をブレンドすると、どんなに高級な精油を使っても素材の持つ〝本来の力〟をなかなか出し切ることができないというわけです。

私の立場は、いわば料理教室に通っている生徒と同じ。経験豊富なプロから料理のコツやレシピを教わり、自分で作って試して「家庭ではこんなふうにアレンジすると簡単で美味しくできるかも!」みたいなことを日々楽しんでいるのです。

やはり作ったことのない料理に挑戦するには、まずは目安になるレシピが必要ですよね。それと同じでアロマにもレシピがあるのです。

「アロマオイル」と「精油」は違う?

雑貨店や量販店などで売っているものの中には「アロマオイル」と書かれているものがあります。「精油」や「エッセンシャルオイル」と表記されているものは100%天然でなくてはいけませんが、人工香料や植物油などが含まれているものは「アロマオイル」と表記されていることが多いので、この違いも認識しておくことが大事。「アロマオイル」は香りを楽しむのが目的で、肌に直接つけることができないものが多いようです。

あと、ちょっと怖い話をしてしまうと、世界の精油の生産量より消費量のほうが多いというおかしな現象が起きていて、たとえば違う種類の植物の精油を混ぜて、ラベンダーの精油として販売されていることもあると聞きました。私たちの生活の中に〝アロマ〟という言葉が溢れているのを見てもわかる通り、精油の需要が高まったことによる矛盾ですが……う〜ん。そういう意味でも信頼できる精油を選ばないと!

それと、ネットの個人輸入などで気軽に海外の精油も買えるようですが、日下部先生によると、中には天然の精油に含まれるはずのない成分が検出されたり、精油を化学薬品で薄めていたりする粗悪品もあるといいます。正規輸入代理店やメーカーは個人輸入品や並行輸入品の品質保証はしないので、そういうものを買う場合はリスクがあることを知っておくべきでしょう。

以上をまとめると、私が避けるように気をつけているのは、①オーガニックの第三者機関のロゴがないもの、②価格が安すぎるもの、③並行輸入品の主に3つです。最近は自然保護の観点から精油を抽出するのに遺伝子組み換えのクローン植物を使っていることも多いそうなので、嫌がられながらも（笑）、私はそういうこともあわせてチェックするようにしています。

ネットで買うときはあえて電話で質問

本来なら精油は実際に香りを確かめて購入したいものですが、現実的にはネットのほうが手に入りやすい面もあるので、そんなときは電話して質問をしてみるのも手です。というのもネットショップの場合、ただオーガニックとだけ書かれていたりして、オーガニック認証の有無や製造年月日など個々の精油についてきちんと説明がないことが多いからです。アロマに限らず、電話対応が悪いのはその時点で買う気が失せますが（笑）、オーガニック認証を取得していたり、自社の製品に自信を持っているところは、たいていきちんと対応してくれて、どういう環境で植物を栽培しているのか、ボトリングの方法やどう管理しているのかなど、聞いてないことまで詳しく教えてくれることも。

説明に納得できたら、まずは価格の手頃な柑橘系の精油を買って試します。柑橘系の精油は酸化しやすいので、開封時にすでに香りが飛んでいたりしたら、保管状態がよくないのでは？　といった判断の目安にもなります。

肌につける精油の一部は化粧品の認可を受けているものもありますが、たいてい日本では「雑貨」として販売されています。クリックひとつで簡単に買えるのがネットの利点ですが、最低限のチェックは買う前にしたほうがよいです。

アロマを試そうと思ってくださった方へ、改めて注意です

これまで私流のアロマについていろいろご紹介してきましたが、少しでも違和感があったり、心地よくないと思ったら決して無理はしないようにして自己責任において使用してください。

また、精油の効能については、あくまで私が学ぶフランス式のアロマテラピーの知識としていわれているもので、効果が保証されているものではありません。

繰り返しになりますが、精油によっては使用禁忌があり、妊娠中や病気治療中の方、乳幼児は精油が使えない場合もありますので、そういう方は医師や専門家に相談することを重ねてお願いしたいと思います。

ネットで精油の危険性や毒性のようなことをしきりに注意している記事も見かけますが、よほど常識を逸脱した使い方をしない限り、精油は危険なものではないはずです。ぜひ、日常のサポートケアとしてアロマを楽しんでもらえたらと思います。

おわりに

アロマを習い始める前は、精油がこんなに使えるスゴイものだなんて、想像すらしていませんでした。ほんとに。まわりにも「アロマ？　全然イメージにない～」とか「らしくない」とかいわれてましたし。でも、そのうち「使い方がユニーク」とおもしろがってくれるようになり、ここ最近は環境問題や食の安全、健康などに対する意識の高まりから、アロマに興味を持つ人が増えているような気がしています。私自身、どんどんナチュラルなものが好きになってる～、と自分に驚いています（笑）。

以前、ある女性誌の編集長が「若々しくて健康な体を手に入れるためには、下りのエスカレーターの階段を流れに逆らって上るような努力が必要なんだよ」と話してくれましたが、まさしく私にとってのアロマは、その背中を押して階段を少しでもラクに上れるようにしてくれるもの。というと、地道にコツコツ努力してきた人みたいですが（笑）、そんな偉そうなことではなく、体によい変化が現れたことでどんどん楽しくなり、自然に続けられている、というのが正直なところなんですよね。どんな健康法も続かなかったものぐさな私がそんなふうになれたことが、いちばんの変化かも。

だから私とアロマの関係はこれで終わりなのではなく、この先も進化したり、試行錯誤したりしながら一生つきあっていく気がしています。

なんらかの不調を抱えていて美容や健康の知識もあるけど、いい解決策が見つからない……そんな方も「アロマ、ちょっとやってみようかな」という気持ちになっていただけたらこれほど嬉しいことはありません。

ここまで読んでくださった皆さん、本当にありがとうございました。

最後に、私の師匠でありアロマテラピーの面白さを教えてくださった日下部知世子さん、私のアロマの実験台になって、この本を企画してくださった講談社の河野仁見さん、楽しいイラストで盛り上げてくださったイラストレーターのいいあいさん、美しく読みやすいデザインに仕上げてくださったバーソウの内藤美歌子さん、そして私のブレンドレッスンに協力してくださった皆様に心からお礼を申し上げます。

西園寺リリカ

西園寺リリカ（さいおんじ・りりか）

フリーの編集者・ライターとして、女性誌、男性誌でビューティ、
健康、インタビューなどの記事を手がける。
美容や医療の取材を通して得た知識や理論をベースに、
自らも実験台として、様々な食事法や健康法を実践。
40代半ばで35kgのダイエットに成功し、現在もリバウンドなし。
3年前にアロマテラピーに開眼し、現在もフランス式アロマテラピーの
第一人者である日下部知世子氏の下でアロマを学ぶ日々。

イラスト…………… いいあい
ブックデザイン……… 内藤美歌子（VERSO）
撮　影…………… 村田克己（本社写真部）

講談社の実用BOOK
喘息《ぜんそく》、肌《はだ》トラブル、胃腸炎《いちょうえん》、更年期《こうねんき》……
すべてアロマで解決《かいけつ》しました!

2015年5月20日　第1刷発行

著　者　西園寺《さいおんじ》リリカ

発行者　鈴木 哲
発行所　株式会社 講談社
〒112-8001　東京都文京区音羽2-12-21
電話（編集）03-5395-3527
（販売）03-5395-3606
（業務）03-5395-3615

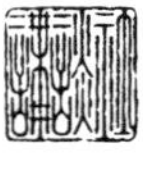

印刷所　慶昌堂印刷株式会社
製本所　株式会社国宝社

定価はカバーに表示してあります。
落丁本・乱丁本は、購入書店名を明記のうえ、小社業務あてにお送りください。
送料小社負担にてお取り替えいたします。
なお、この本についてのお問い合わせは、生活実用出版部 第一あてにお願いいたします。

ISBN978-4-06-299827-7